脱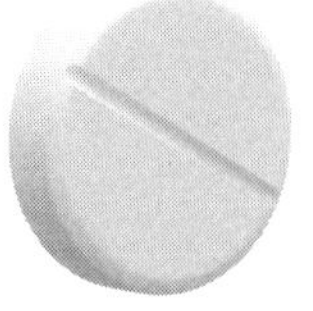薬《くすり》健康法

薬をすすめない薬剤師が教える

薬剤師
坂田武士
Takeshi Sakata

すばる舎

はじめに

平均寿命が年々伸びていて、100歳以上の高齢者の人数も毎年増え続けています。まさに人生100年時代突入です。

しかし、平均寿命の数字だけを見て喜んではいけません。**亡くなるときの年齢だけでなく、亡くなるときの「健康状態」がとても重要です。**

元気で日常生活を送っている100歳の方も、病気で寝たきりでベッドの上で生活している100歳の方も、カウントされるときは同じ100歳です。「寝たきりでもいいから100歳まで生きたい、病気で苦しみながらでもいいから100歳まで生きたい」と思える人は多くはないでしょう。

人生の最後の健康状態によって、人生の充実度や満足度はまったく変わってきます。極端な言い方をすれば、健康であるからこそ長生きに価値があるのです。

私が理想とするのは、**100歳になっても、医療や介護を必要とせず、自分のことがすべて自分でできて、自分の価値観に基づいて、毎日を楽しく生きている状態**です。

そのような未来は、それまでの100年間に健康であり続けるための習慣を積み上げてきたかどうかによって決まると言っても過言ではありません。

病気になる人には、病気になる理由があります。

寝たきりになる人には、寝たきりになる理由があります。

そして、理想の老後生活を過ごして老衰死できる人にも、理由があります。

本書にも、その答えをたくさん書かせていただきました。

そして、病気や寝たきりにならないための一つの対策として、「なるべく薬に頼らない」生き方を提案しています。

日本人は世界一病院通いをし、世界一薬を飲むと言われます。これは、日本の医療保険制度がもたらした悪い側面になると思います。

自分の身体に何かあったときは、病院に行けばお医者さんがどうにかしてくれるはず、薬剤師さんに薬をもらえばすぐに治るはずと思っている人が多いからです。

私が薬をすすめない薬剤師になった大きな理由として、「副作用」の問題があります。

薬は病気やけがを治療や回復などに導く効能・効果がある一方、副作用を起こすというリスクを併せ持つものです。

副作用とは、本来の目的と別の作用のことで、たとえば眠気やのどの渇き、身体がかゆくなるといった軽いものから、肝機能障害やアレルギー反応の一種であるアナフィラキシーなどの重い症状までさまざまです。

薬を使用すると必ず副作用が現れるものではありませんが、「アレルギーのある人」「過去にひどい副作用を経験したことがある人」「医師の治療を受けている人」「肝臓・腎臓など、薬の成分を代謝・排泄する臓器に疾患のある人」「ほかにも薬を飲んでいる人」「妊娠している女性、妊娠の可能性のある女性、授乳中の女性」、そして「高齢者」は副作用が起こりやすいため、とくに慎重になる必要があります。

また、医薬品は、病院で医師の診察によって処方され薬剤師の調剤により投与される処方箋医薬品と、薬局で買える一般用医薬品があります。

高齢化率が高まっている日本では、医薬品の需要は年々高まっていますが、同時に、**加齢にともなう一般成人とは異なる薬物有害事象が問題にもなっています。**

というのは、75歳以上の約4分の1が7種類以上、約5分の2が5種類以上の薬剤を多剤服用しており、複数の医療機関の受診や重複処方が行われていても、医療機関も患者さんもそのことに気がついていないケースがあるためです。

有害事象が起こっても、それが薬の副作用や重複処方が原因であることを患者さんが認識していないことが多々あります。

私は、薬は、「このままだと命を落とすかもしれない状態」「このままだと身体の機能不全になってしまう状態」のときに活用すればよいと考えています。

高齢者に関係の深いものでいえば、次の4つの場合です。

①交通事故、転倒による骨折、誤嚥《ごえん》による窒息などの救急処置
②心筋梗塞、脳梗塞、脳出血、くも膜下出血など血管系の急性期処置
③髄膜炎、敗血症、肺炎、腹膜炎などの重症感染症
④先天性の遺伝疾患への対応

こうした救急医療や急性疾患以外で薬が必須というケースは、あまりお目にかかりません。

しかし現実は、高齢者はコンビニに行くように病院へ行き、せっかく病院に来たのだからと言って、絶対必要な医薬品でもないけど持ち帰り、薬を飲むことが習慣となり残りの人生で飲み続けています。

本来は、病気は薬で治すものではありません。薬は症状（痛みやつらさ）を一時的に和らげているだけで、根本的な原因を解決しているわけではないのです。

医療現場ではよく、お医者さんが風邪の患者さんに対して「しばらく体の様子を見ておきたいけど、念のために抗生物質と胃薬を出しておきますね」と言います。

念のためのレベルなら、薬を飲み続ける弊害のほうが大きくなるのではないだろうか。絶対必要とは言えない程度の、念のためが許されてよいのだろうか。

私だったら、「体をしっかり休めて、水分と栄養と休養をしっかり摂って、自己免疫力と自己治癒力を高めるように過ごしてください」と伝えたいです。

また薬剤師さんが患者さんに対して「薬を飲み切ったら、またもらいに来てくださいね」と言います。これは、「治るまで薬を欠かさないでくださいね」という意味です。

私だったら、「根本的な生活習慣や食習慣を改善すれば、あなたの自己治癒力と自己免疫力が頑張って体の機能を戻してくれるから、薬の量を減らせるように習慣を整えていきましょうね」と伝えたいです。

薬を積極的にすすめたほうがよい患者さんは、実はほとんどいません。

２０２１年度の医療用医薬品の国内売上トップ3は、いずれもがん疾患関連医薬品でそれぞれ１０００億円以上です。私は、がんになりにくくする予防法を知っているので、その価値ある情報も日本国民全員におすすめしていきたいと考えています。

そして、がんにかぎらず、病気を予防するための取り組みのことを「予防医学」と言います。この予防医学の教養の有無が、他者の力を借りずとも自分の力で生活できる「健康寿命」の長さに直結するため、私は予防医学の教養こそが人生で最大の財産と考えています。

早くから健康を意識するにこしたことはないですが、とくに60歳以降は予防医学の真価が発揮されやすくなります。**若いころは多少の無茶も健康に響きにくいですが、高齢になると少しの不調が大きな病気に発展することも増えるからです。**

１００歳になった未来も健康でいるために、ぜひ、本書を読んで、取り組んで、習慣化していってください。

脱・薬健康法　目次

はじめに　2

第1章　薬に頼らず、健康寿命を伸ばす

①誰でも介護施設に入れるわけではない　16
②病気にならないことが、老後資金を守ることになる　19
③寝たきりになる人の共通点は「不定愁訴《ふていしゅうそ》」　23
④体質は食事で変えることができる　27
column 遺伝より生活習慣のほうが寿命への影響が大きい　32
⑤医療が進歩しているのに、がん患者が増えている理由　33

column　がんはどうやってできるの？　37
⑥遺伝性のがんは1割。がんの予防の基本とは？　39
⑦医師や薬剤師が飲みたがらない薬の話　46
⑧老いに立ち向かうための老化現象もある　49
column　健康診断で病気を見つけるコツ　54
⑨「老いはみんなに平等にやってくる」わけではない　56

第2章　加齢による衰えを放置しない

①身体は食べたものでつくられる　60
②高齢になると脂肪がつきやすくなる理由　66
column　水分とたんぱく質を減らしてはいけない　71
③やせすぎの人が寝たきりになりやすい理由　73

④ 3食食べても足りない「新型栄養失調」とは？ 78
⑤ カロリーと栄養は別物 82
⑥ 結局1日何食食べるのが理想か？ 84
⑦ 寝たきりを防ぐための運動習慣 87
⑧ 寝たきりの原因「認知症」「脳血管疾患」を防ぐ 92
column 認知症になりやすい人の特徴 96
⑨ 寝たきりの原因「高齢による衰弱」を防ぐ 98
⑩ 寝たきりの原因「骨《こつ》粗《そ》鬆《しょう》症《しょう》」を防ぐ 102
⑪ 睡眠前に心がけること 106
⑫ 早朝に心がけること 110
⑬ サプリメントで足りない栄養を補う 115
column 体内でつくり出せない「必須栄養素」とは？ 120
⑭ 自分にあったサプリメントの選び方 121
⑮ サプリメントの適切な摂取量とは？ 124

第3章　「食べ方」で老いをゆるやかにできる

①脳が喜ぶ食べ方から身体が喜ぶ食べ方へ　128
②水分補給で良い飲料と悪い飲料　131
③食事の中心は「たんぱく質」にする　135
④肉好きと魚好きはどっちが長生きする？　139
⑤筋肉を効果的につける食事とは　143
⑥主食はパンではなくご飯にしよう　147
⑦冷やご飯が健康に良い理由　152
⑧目的をもっておやつを食べる　157
⑨コンビニやスーパーでのおやつの選び方　162
⑩葉物野菜で老化を抑える　168
⑪むくみ体質を解消する食べ方　172

⑫便秘をしない食べ方 175
column「噛《か》む力」を維持する食べ方 178

第4章 平均寿命を越えても元気な人は何が違うのか

①少し先の生活を思い描いてみよう 180
②「不健康費」をけずって健康に投資する 184
③何歳になっても「今、これから」を大事にする 188
④風邪をひいたら免疫力を高めるチャンス 191
⑤久しぶりの運動は「楽しく歩く」ことから 195
⑥誰かといっしょに新しいことを学ぶ 199
⑦未来の楽しみを増やすためにお金を使う 202
⑧愛している人に愛していると伝える 205

第5章　健康不安を相談できる場所を持とう

①通院しやすい場所に「かかりつけ医」を持つ　210
②不調が長引くときは「予防の専門家」を頼る　213

おわりに　218

装丁　萩原弦一郎（256）

第1章

薬に頼らず、健康寿命を伸ばす

1 誰でも介護施設に入れるわけではない

現在、日本人は世界で一番長生きをする国民です。

WHO（世界保健機関）が発表した2022年版の世界保健統計（World Health Statistics）によると、平均寿命が最も長い国は日本で84・3歳でした。男女別では、男性はスイスが81・8歳、女性は日本が86・9歳でそれぞれ1位となっています。日本の男性は81・5歳で2位です。

私は22歳で薬剤師となり、独立するまでの10年間、医療と介護の現場で働いてきました。

そのあいだ、70代〜80代、ときには100歳をこえる高齢者の方々と日々接していましたが、老後の生活を豊かで幸せそうだなあと感じたことはほとんどありませんでした。なぜならば、健康で若々しく一度きりの人生を謳歌《おうか》していると思える方が、見当たらなかったからです。

病院では、定期的に外来に通い、複数種類、数多くの薬を処方してもらって帰宅する患者さんにたくさんお会いしました。

介護施設では、1日のほとんどをベッドの上で過ごし、毎日の食事や排泄、入浴などのサポートを受けながら、亡くなるまで数年から十数年にわたって施設生活する利用者の方々をケアしてきました。

当時、その施設では70床のベッドが常に満床であり、次に施設に入りたいと申し込みをしている方は1000名以上でした。

当然のことながら、すでに入所されている利用者の方には1日でも長く元気で生きていただくため、医療や栄養管理、介護スタッフとともに介護ケアをおこないます。そうして1年のあいだに他界される方は10名前後、亡くなった方のベッドが空くと次の方をご案内することになります。

1000番目以降のお申し込みのご家族から、「私のおばあちゃんはいつごろ介護施設に入れていただけますか」とよく問い合わせがありましたが、毎年10床の空きが出るとして、100年後にしかご案内できないような状況でした。

こうした状態はこの施設にかぎったことではありません。全国的に待機介護高齢者の数は増え続けており、慢性的にもっとたくさんの施設が必要とされています。

それは、必ずしも日本人の寿命が長いことが原因ではありません。

2022年発表ののWHOの健康寿命ランキングでは、2019年時点で日本人は平均寿命が世界一ですが、健康寿命も世界一であり（男女平均）、他の国と比べて寝たきりや自立できない期間が特別に長いわけではないのです。

それにもかかわらず、誰もが介護施設で手厚い介護を受けられるとは言えない状況にあるのですから、私たちは病気や寝たきりにならない人生を過ごすために、今から備えていく必要があります。

2 病気にならないことが、老後資金を守ることになる

「健康寿命」とは、WHOが提唱した「自立した生活ができる期間」のことで、死亡するまでの期間（いわゆる寿命）とは異なります。この健康寿命を過ぎてしまうと、私たちは残りの人生を自立して生活することができなくなります。

人が生存する平均年数である「平均寿命」から「健康寿命」を差し引いた残りの期間が、「自立した生活ができない期間」です。

2019年時点の平均寿命[※1]（男性81・41歳、女性87・45歳）と健康寿命[※2]（男性72・68歳、女性75・38歳）の差を計算すると、日本の男性は死ぬまでの8・73年、女性は12・07年ものあいだ自立した生活ができず、病院通いや施設生活を余儀なくされるということになります（※1 厚生労働省「簡易生命表」より。※2 厚生労働省「第

16回健康日本21（第二次）推進専門委員会資料」より）。

そして、その病気や寝たきりの状態を、最先端の医療や医薬品、レベルの高い介護ケアが支えています。


ここで多くの方が不安に感じるのが、医療費の問題でしょう。

私たちは、病気やけがをしたときには病院やクリニックなどの医療機関で診察や治療を受け、調剤薬局で投薬など必要な医療サービスを受けることができます。このときにかかった費用が医療費です。

日本人の多くは人生の最後を病気や寝たきりで過ごすため、働いて得る経済力を失い、毎日使う医療費が膨らんでいきます。

ゆえに、多くの日本人が将来のことで悩むのは、自身の健康と経済力についてです。健康がすべてではありませんが、健康を失うとすべてを失ってしまうためです。

2020年時点の推計では、1人あたりの生涯医療費は2700万円で、その半分は70歳以降に使われています（厚生労働省「医療保険に関する基礎資料」より）。

日本人は55歳以降に病気になる人が多くなります。それと同時に、必要な医療費も増えていき、90歳以上で一人あたりの国民医療費が最も多くなります（令和2（2020）年度 国民医療費の概況より）。

そう聞くと、「病気になったときのための資金を、いまから蓄えなければならない。間に合うだろうか」と不安になる方もいるでしょう。

2021年時点で、日本の高齢化率（65歳以上人口29・79％）は、移民が7割近くを占めるモナコを除けば、世界一の水準にあります（世界銀行統計より）。

また、2021年の日本の医療費は44兆2000億円にのぼると言われ、過去最高を更新しています（厚生労働省「令和3年度　医療費の動向」より）。

医療費の将来見通しとして2040年度には78兆円を超える試算もされており（「2040年を見据えた社会保障の将来見通し（議論の素材）」より）、見通しとはいえ2021年とくらべて34兆円以上も大きく見積もられています。

もちろん、日本には優れた医療保険制度があり、すべてを自分でまかなえということにはならないでしょう。

とはいえ、病気や寝たきりになれば、経済的な負担は増します。今日から自分自身に予防のための健康投資をおこない、病気や寝たきりにならない習慣を身につけることが、私たちの最前の策となります。

3 寝たきりになる人の共通点は「不定愁訴（ふていしゅうそ）」

日本人の健康寿命と平均寿命の差は約10年あります。人生の最後を病気や寝たきりで過ごしている方はたくさんいます。

人生最後の10年間を、複数の病気を抱え、毎日何十錠もの医薬品を服用し、移動には車椅子を必要とし、認知症も進み、介護施設での生活を余儀なくされ、食事や排泄、入浴介助を受けながら、ベッドの上で1日の大半を過ごす方々を、私も実際に多く見てきました。

高齢化社会でも、元気で若々しく老後生活を送っている方が多ければよいのですが、日本の65歳以上の要介護認定（支援も含む）を受けた人の数は、2022年11月には約698万人にのぼり、うち重度の介護を要する要介護4、5の人は

約148万人です（厚生労働省「介護保険事業状況報告の概要（令和4年11月暫定版）」）。

ただし、**寝たきりは、突然やってくるものではありません。**

65歳以上で介護を必要とする方の主な原因についてのデータを見ると、「認知症」が18・1％と最も多く、次いで「脳血管疾患（脳卒中）」15・0％、「高齢による衰弱」13・3％、「骨折・転倒」13・0％となっていて上位4つで59・4％になっています（厚生労働省「国民生活基礎調査」〈令和元年〉より）。

こうしたさまざまな原因が寝たきりに発展していく過程には、寝たきりになる人に特有の共通点があることがわかっています。

それは「**不定愁訴**《ふていしゅうそ》」です。

不定愁訴とは、特定の病気としてまとめられない漠然とした身体の不調です。

疲れやすい、冷え性、肌が荒れる、イライラする、眠れない、頭痛、のぼせ、耳鳴り、動悸《どうき》、腹痛など、自覚症状のある方も多いでしょう。

健康と若々しさを維持したいと願っていても、多くの人は加齢とともに心身の衰えを感じるものであり、次のようなことが起こりやすくなります。


見た目で言えば、白髪や脱毛、肌のたるみやシミ、歩幅の減少や身長低下など。

五感で言えば、老眼や目のかすみ、音の聞こえづらさ、嗅覚や味覚の低下など。

神経系で言えば、睡眠の質の低下、判断能力の低下や記憶力の低下など。

消化器系では、咀嚼《そしゃく》力や嚥下《えんげ》力の低下、食べ物を消化する能力の低下、排便能力の低下など。

循環器系では、心拍出量の減少や血圧の不安定、不整脈や動脈硬化など。

呼吸器系では、肺活量の低下など。泌尿器系では、排尿困難や頻尿、失禁など。

筋・骨格系では、骨密度の低下や関節可動域の減少、筋肉量や筋力が減少するサルコペニア、フレイルなど。

内分泌系では、男性ホルモンの減少による性機能低下や抑うつ気分、女性ホルモンの減少による更年期障害や骨粗鬆症《こつそしょうしょう》など。

これらはどれも不定愁訴や不定愁訴を慢性的に放置した結果です。重大な病気ではないですが、加齢による臓器の機能低下や代謝・免疫力の低下により、ささいなきっかけで健康障害や身体機能障害を生じます。

とくに、寝たきりに直結しやすい不定愁訴の症状としては、

- **冷えや肩こり、貧血、頭痛などの原因となる「血行不良」**
- **カロリーバランスの乱れからの「肥満」**
- **筋力低下や栄養バランス（ビタミン、ミネラル）の乱れからの「骨粗鬆症」**

などが挙げられます。たとえば、血行不良の状態が続くと栄養と酸素の運搬能力が下がって代謝が落ちていきます。代謝が落ちると疲れやすくなり、動けなくなり、脳や筋肉や骨の新陳代謝も悪くなり、認知や筋力低下につながっていきます。

一つの不定愁訴から連鎖的に悪循環になり、病気や寝たきりに近づいていくのです。

4 体質は食事で変えることができる

健康長寿を支えている最大の要因は、間違いなく毎日の食事と栄養のバランスです。なぜなら、私たちの身体は食べているもの、そして吸収されている栄養素でつくられているからです。

先ほど述べた不定愁訴も、頭痛や貧血などは薬で一時的に症状を抑えることはできますが、食事による体質改善をおこなわなければ根本的には解決できません。

人間が母体から生まれたころの細胞の数は約1兆個と言われています。

それが成人するころには、〝遺伝子を持たない赤血球（細胞の一種）〟約26兆個と、〝遺伝子を持つ細胞〟約37兆個になり、身体ができあがると言われています。

私たちが生まれたときから持っている体質は、遺伝子を持つ細胞による先天的体質（「お酒を飲むとすぐに顔が真っ赤になる」「母親と髪質や肌質がそっくり」など）であり、生まれた後に備わる体質（「食生活は変わっていないのに太りやすくなった」「このところ風邪をひきやすくなった」など）は後天的体質です。

年齢を重ねていくうちに変化した体質は後天的なもので、生活習慣、食習慣、環境などの変化によってつくられます。

平均寿命のランキング上位国を見てみると、日本型食生活と地中海式食生活やその影響を受けている国が多く見られています。これは、その国で日常的に食べられているものやその調理法が、国民の健康に大きく貢献していることをあらわしています。

実際に食習慣によって体質改善をした例を紹介しましょう。

Aさんは、55歳過ぎから定期的に頭痛が起こり、頭痛薬やマッサージ治療が欠かせないと悩んでいました。「頭痛の原因に心当たりはありますか」とおたずねしても、わからないと言います。

よくよく聞いてみると、頭痛以外にも、冷え性、肩こり、貧血の症状でつらい思いをしているとのことです。

そこでAさんの普段の食生活を確認すると、糖質（パンやパスタ）と脂質（お肉や揚げ物）中心であることがわかりました。

結論としては、Aさんは、偏った食生活のために体脂肪率が増え、体内の水分量（血液量）が減少し、血行不良になっていました。そのせいで頭痛をはじめとする不定愁訴に悩んでいたのです。

Aさんが日ごろ頼りにしていた頭痛薬やマッサージ治療は、一時的には痛みを和らげたり血行をよくする効果を期待できますが、慢性的な不調を解決することはできません。

身体の生理機能も身体そのものも、吸収された栄養素によってつくりだされるものなので、根本から解決するには「食べるもの」を変えていく必要があるのです。

実際、Aさんはその後、栄養バランスの良い食事を毎日しっかり摂ることで、不定愁訴がかなり改善されています。

■食べるもので体質が決まる仕組み

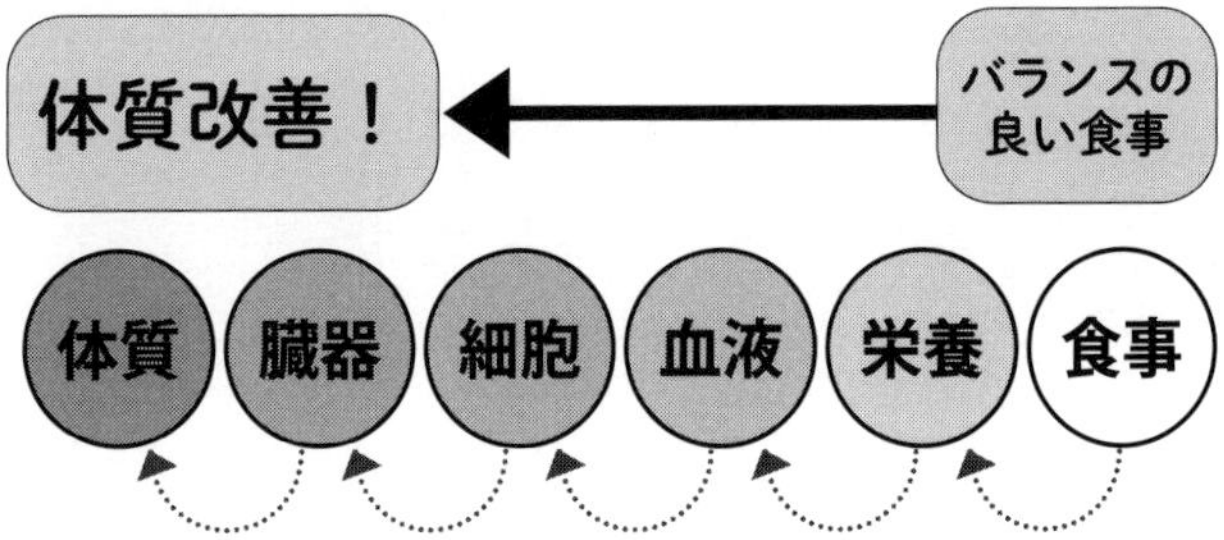

ただし、改善にかかる時間は、
臓器によって異なる。

身体はすべて細胞でできており、すべての細胞は新陳代謝を繰り返しています。良い細胞に生まれ変われば体質が改善され、悪い細胞に生まれ変われば体質が悪くなりますが、良い細胞になるか悪い細胞になるかは、全身に流れる血液の質で決まります。

1日2~3回の食事で、糖質の栄養に偏れば血糖値が上がり、脂質中心の栄養に偏れば中性脂肪やコレステロールが上がります。

食べているものの栄養の質とバランスで、血液の質が決まり、生まれてくる細胞の質が決まり、細胞が集まった臓器の

質が決まり、臓器が集まった身体全体の体質が決まるのです。

各臓器の生まれ変わるサイクルは異なり、最も早い臓器は、腸粘膜の数日と言われています。そのほかでは、口腔粘膜は9〜14日、肌・髪は1ヶ月、筋肉・肝臓は2ヶ月、血液は4ヶ月、骨は70歳以上では約3年ですべて入れ替わります。

細胞の入れ替わりに要する時間を見ると、正しい食習慣をつづけていくことが、とても大切であることがわかります。

なお、不調がつづくからといって病院にいっても、「とくに異常なし」という検査結果になることは多いです。

病院は、病気の方への医療の提供が主な役割であり、明らかな病気とまでは言えない不定愁訴の方には、現在の医療保険制度では対応できないためです。

この場合、**「まだ病気になっていない」というだけで、「異常がないから安心」というわけではありません。**不定愁訴は心身が弱っているシグナルでもあるので、食生活を整えて、体質改善をこころがけましょう。

column

遺伝より生活習慣のほうが寿命への影響が大きい

デンマークのオーデンセ大学の研究チームが1996年に発表した論文は、寿命の長さは遺伝的に決まるのか、それとも後天的な環境要因で決まるのかを調べた研究として有名です。

チームは、デンマーク政府の死因登録などさまざまな健康に関する情報を使い、1870〜1900年のあいだに生まれた2872組の一卵性双生児と二卵性双生児を比較しました。その結果、寿命を左右する遺伝的要因は約25%、残り約75%は生活習慣や環境など後天的要因であることがわかりました。

つまり、寿命に影響を及ぼす遺伝的要因と後天的要因の比率は1：3で、後天的要因のほうが大きいということになります。逆に言えば、生活習慣などを変えることで、寿命を延ばすことができるということです。

5 医療が進歩しているのに、がん患者が増えている理由

病気や寝たきりにならずに一生を終えられるのは理想ですが、現実には、健康寿命をまっとうして老衰で亡くなる方より、病気で亡くなる方が圧倒的多数です。

ここで日本人の主な死亡原因を見てみましょう。

厚生労働省の調査による2021年の死亡者数を死因順位別にみると、次のようなことがわかります（2021年人口動態統計月報年計〈概数〉の概況より）。

第1位　悪性新生物（38万1497人、全死亡者に占める割合は26・5％）
第2位　心疾患（高血圧性を除く）（21万4623人、同14・9％）
第3位　老衰（15万2024人、同10・6％）

第4位　脳血管疾患（10万4588人、同7・3％）

悪性新生物とは、いわゆる「がん」のことです。

1年間に人口10万人中何人が亡くなったかを表す死亡率の推移では、悪性新生物は長年上昇をつづけており、1981年以降に第1位となっています。

2021年の全死亡者に占める割合は26・5％であり、全死亡者のおよそ3・8人に1人は悪性新生物が死因となっています。

現代社会ではがんは生活習慣病と言われ、男性では65・5％、女性では51・2％の方が一生のうちにがんと診断されると言われています（2019年 国立がん研究センターがん情報サービス「がん統計」より）。

かかりやすいがんは、性別によって異なり、次のような順位です。

・男性……1位肺がん、2位大腸がん、3位胃がん
・女性……1位大腸がん、2位肺がん、3位膵臓がん

男女とも肺がんや大腸がんが増加していることから、がんには食生活が大きく

影響していることがわかります。

それに次ぐ心疾患は、1985年に脳血管疾患にかわって第2位となり、2021年は全死亡者に占める割合は14・9%です。

老衰は、1947年をピークに低下傾向がつづいていましたが、2001年以降上昇しており、2018年には脳血管疾患にかわって第3位となりました。その後、2020年は全死亡者に占める割合は10・6%となっています。

95歳まで、病気や寝たきりにならずに過ごして生きていれば、老衰死の確率が高くなることがわかっています。


死亡率で圧倒的1位のがんについては、37ページでも紹介しているように、がんになるメカニズムや人間の体の免疫システムはすでに解明されていて、医療や医薬品の研究・進歩も進んでいます。現在では、臓器にもよりますが、超早期発見すればほぼ完治できると言われています。

それにもかかわらず、がんになる方は減らず、むしろ増えつづけているのは、高カロリー・高脂肪な食事、野菜不足などによって生活習慣病が増えたこと、加えて私たちの寿命が延びたことで生涯のうちにがんになる人が増えたことが原因です。

がんは自覚症状が出る前の早期発見が困難なので、病院の検査で見つかったり、自覚症状が出始めて病院へ行ったころにはすでに手遅れということが多く、進行したがんが病院で寛解《かんかい》したケースはとても少ないです。

高齢になればなるほど、がんの発症率や死亡率が高くなる傾向にあり、とくに、40〜90歳までの年齢の方々は、死因の第一位ががんですので、気をつけていきたいところです（厚生労働省政策統括官（統計・情報政策担当）『人口動態統計』より）。

それでは、がんにならない方法はあるのでしょうか？

現在2人に1人ががんになり、3人に1人ががんで亡くなっていますが、逆を言えば、2人に1人が体内でがん細胞を増殖せずに一生を終えてます。

つまり、がんは回避できる余地がある病気なのです。

column

がんは どうやってできるの？

がんは、正常な働きをしていた細胞が遺伝子の変化によって異常に増殖を始めた結果起こる病気です。

人間の身体は37兆個の細胞でできているといわれますが、がんはウイルスや細菌のように身体の外から感染したり傷ついたりして人から人にうつるのではなく、たった1個の自分自身の正常細胞の突然変異から始まることがわかっています。

1個の細胞が変異し、増殖に増殖を重ねた結果、通常約9年間かけて大きさ約1センチの約10億個の細胞の塊になり、人の眼で発見される大きさになります。

これが「腫瘍」です。

腫瘍は最初のうちは悪性化していませんが、次第に悪性化していきます。悪性腫瘍はさらに大きくなり、やがて人の臓器の機能を侵し始めます。

また周囲の正常な細胞の中や隣接する他の組織に浸潤《しんじゅん》し

て、その働きを悪くさせたり、組織の壁に穴をあけて出血させたりするものもあります。

このようにがんは、臓器内で大きくなるとともに、一部のがん細胞が本体と離れて血液やリンパ液中に入り、他の臓器に運ばれて居ついてしまう「転移」を起こし、がんのステージが上がっていき、人間の命を奪っていきます。

もちろん人間もやられっぱなしではなく、体の免疫をつかさどるシステムが監視していて、がんの成長や増殖を止めるように働きます。

免疫細胞とは、骨の中にある骨髄や、心臓の上にかぶさるように位置している胸腺で作られ、免疫細胞の約70％以上は腸管粘膜に存在して訓練されています。

その免疫細胞は、体中をめぐる血液とリンパ液に乗って流れ、白血球中に存在し、ウイルスや細菌に感染した細胞やがん細胞に変異した細胞を貪食《どんしょく》したり破壊したり、抗体をつくるよう指示して攻撃したりします。

6
遺伝性のがんは1割。がんの予防の基本とは？

「がんは遺伝しますか？」と質問されることがあります。

結論から言えば、がん細胞そのものが遺伝することはありませんが、がんを発症しやすい体質が背景にある場合、その体質が親から子どもに伝えられる可能性はあります。

これを遺伝性のがん（遺伝性腫瘍）と言います。現在は、全体のがんの5〜10％程度と言われています。

ただし、検査（保険適応外で自費の検査になりますが、遺伝子検査によって、特定の遺伝子に変異があるかどうかを調べることができます）で発がんリスクが高いと出ても、１００％がんになるわけではありません。

自らの遺伝的リスクを知ることで、予防意識を高め、生活習慣や食習慣、環境を整えることで生涯がんを発症しない方もいます。日々の予防対策を立てて実践し、未然に防ぐことができるということです。

では、遺伝性腫瘍ではない、残りの90％以上のがんになる方の原因はなんでしょうか。

がんになる原因は一つではなく、さまざまな要因があると考えられています。
日本や海外の研究結果から科学的に明らかにされているがんの要因には、「喫煙（受動喫煙）」「飲酒」「食物・栄養」「身体活動」「体格（体重増加、肥満）」「感染」「化学物質」「生殖要因とホルモン」があります。

国立がん研究センターをはじめとする研究グループは、科学的根拠に基づいたがん予防ガイドライン「日本人のためのがん予防法」を次のように定めています。

・禁煙する

■5つの健康習慣のうち0または1つのみ実践した場合のリスクを100とした場合、実践する健康習慣を増やすごとにリスクがどれくらい減るか

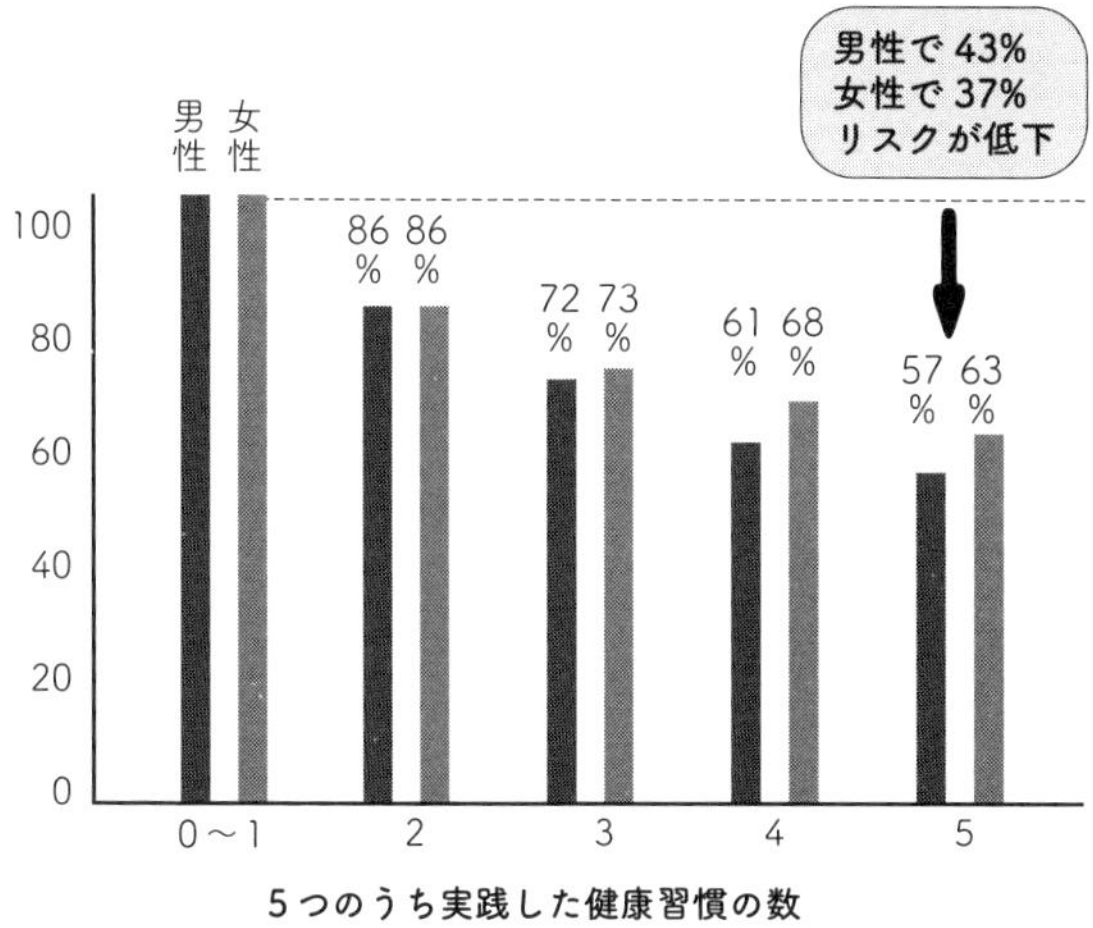

出典：国立研究開発法人国立がん研究センター

・節酒する
・食生活を見直す
・身体活動をする
・適正体重を維持する
・感染予防する

このうち最後の「感染予防」以外は日ごろの生活習慣に関わるものです。

上のグラフを見ると、この5つの健康習慣を実践することで、医療や医薬品に頼らず、自分自身の意志と努力でがんになる確率を4

割程度減らすことができることがわかります。

しかも、5つの項目の「身体活動をする」以外の4つは、口に入れてはいけないものと普段の食事の管理に関係する項目です。がんの予防の最重要課題は食べ物と言えるでしょう。

「禁煙する」と「節酒する」に関しては、国立がん研究センターが運営しているがん情報サービスホームページには、より具体的な情報も掲載されています。

たとえば、たばこを吸う人は吸わない人に比べて、がんになるリスクが約1・5倍高まるそうです。

飲酒については、男性を対象にした研究から、1日あたりの平均アルコール摂取量が、純エタノール量換算で23g未満の人に比べて、46g以上の場合で40%程度、69g以上で60%程度、がんになるリスクが高くなることがわかっており、女性に関してはより少ない量でがんになるリスクが高まるという報告があるそうです。

毎日飲む人は、飲酒量の目安（1日あたり純エタノール量換算で23g程度）として、お酒のタイプごとに以下の量にとどめておくことがすすめられています。

・日本酒…1合
・ビール大瓶（633㎖）…1本
・焼酎・泡盛…原液で1合の2／3
・ウイスキー・ブランデー…ダブル1杯
・ワイン…グラス2杯程度

「食生活を見直す」については、さまざまな情報があり具体的な行動計画が立てにくい方も多いと思います。わかりやすくお伝えすると、がん細胞が好む食べ物は避けて、がん細胞が嫌がる食べ物を積極的に摂るということです。

がん細胞が好む食べ物とは、体内で活性酸素を発生させるようなものです。具体的には、発がん性物質を含む食べ物、食品添加物、農薬、脂肪の多い食事、医薬品などが該当します。

逆に、がん細胞が嫌がる食べ物とは、活性酸素を除去してくれるような抗酸化物質が含まれる食材です。緑黄色野菜（β《ベータ》カロテン）、果物類や野菜類（ビタミンC）、種実類や魚類（ビタミンE）、ニンニク、玉ねぎなど（イオウ化合物）、青魚や肉類、ナッツ類（コエンザイムQ10）、緑茶（カテキン）などです。

他にも、「塩分を摂りすぎること」「熱すぎる飲み物や食べ物を摂ること」も、がんの原因となることが書かれています。

日本人に多い胃がんのリスクや、食道がん、食道炎のリスクは、塩分を抑え、野菜と果物を食べ、熱い飲み物や食べ物は少し冷ましてから摂るようにすれば、小さくできます。

さらに、身体活動量が高い人ほどがん全体の発生リスクが低くなることや、これまでの研究から、男性の場合、肥満度の指標であるBMI※値21・0〜26・9で、女性は21・0〜24・9でがんによる死亡のリスクが低くなることも示されています。

男女とも、太りすぎていてもやせすぎていてもがんを含む死亡リスクは高まりますが、女性においては、がんによる死亡リスクはＢＭＩ値30・0〜39・9（肥満）で25％高くなっています。とくに閉経後は肥満が乳がんのリスクになることが報告されていますので、太りすぎに注意することが必要です。

若いときは、筋肉量も多く、基礎代謝も高いので心配なかったですが、高齢になると日常生活のままでも筋肉は自然に落ちていくので、かなり意識をした食習慣と運動習慣の見直しが必要です。

高齢になっても、今までと何も変わらない習慣のままでは、確実に太りやすくなり、同時にがんにかかるリスクも高くなります。

※Body Mass Index 肥満度を表す指標。値が高くなるほど、肥満度が高いことを表します。
ＢＭＩ値＝（体重kg）／（身長ｍ）の２乗

7 医師や薬剤師が飲みたがらない薬の話

薬は「毒をもって、毒を制す」という言葉のとおり、効果の弱い薬の副作用は弱く、強い効果を期待する薬の副作用は強い傾向があります。

医師や薬剤師が最もそれを感じているのが「抗がん剤」です。

医師や薬剤師のあいだで知られる有名な逸話に「医師や薬剤師のなかには、自分ががんになったときに、抗がん剤治療をしない人も多い」というものがあります。

1962年から販売されている代表的な抗がん剤に「シクロホスファミド」がありますさまざまな腫瘍に効能・効果があると添付文書に書かれていますが、その効能・効果をどう捉えるか。

一般の方は、抗がん剤の効果によってがん細胞が「縮小」「消失」したらがんが治る、延命すると思われるかもしれませんが、私はそうではないケースも多いと考えています。

抗がん剤は、体内でがん細胞だけを殺しているわけではなく、正常細胞や免疫細胞など、体にとって必要な細胞も殺してしまうためです。

その結果どのような副作用が起こるかは、添付文書を見るとわかります。

同時に副作用は、肝機能のＡＳＴ上昇（23・9％）、ＡＬＴ上昇（38・8％）、悪《お》心《しん》・嘔吐《おうと》（91・0％）、下痢（62・7％）、口内炎（62・7％）、脱毛（56・7％）、発熱（34・3％）、感染（37・3％）……

その他にも頻度不明でたくさんの副作用の記載があります。

抗がん剤で、わずかにがん細胞が縮小しても、その後の副作用でボロボロになった身体では、残ったがん細胞がより増殖しやすい環境になったり、他の病気にもかかりやすくなります。その結果として、寿命が縮む可能性も否定できません。

抗がん剤は、日本では効果が保証されていないにもかかわらず、60年以上も医療現場で使われています。それでいて、がん患者は減るどころか増え続け、抗がん剤で寛解して延命している人はほとんどいません。

細胞分裂が早くて、自己免疫力や自己治癒力がもともと高い、若いがん患者が助かったという話は稀《まれ》に聞くこともあります。

けれども、高齢になると細胞分裂も遅くなって、自己治癒力や自己免疫力も弱くなっているため、抗がん剤の副作用に打ち勝てる人は減ってきます。

抗がん剤治療を選択した患者さんが、必ずしもがんという病気で亡くなったわけではなく、抗がん剤の副作用で寿命をまっとうできずに亡くなっている場合があることを、医者も薬剤師も理解しています。

もちろん、どのような治療法が最適かには個人差がありますし、考え方も人それぞれです。実際にがんになったときには、必ず専門の医師に相談して治療法を選択してください。

8 老いに立ち向かうための老化現象もある

私は薬をすすめない薬剤師として、究極の理想は、誰も病気にならずに、誰も薬を飲まずに、誰も寝たきりにならない世界をつくりたいと願っています。

もちろん、現実的には、医療を必要としている方も、医薬品を必要としている方も、介護施設を必要としている方もいらっしゃいますので、本当に必要としている方に適切に医療と医薬品と介護サービスを届けていくことは大切です。

けれども、病院や医薬品を使わずに、生活習慣や食習慣によって解決したほうがよいと思う不調もたくさんあります。

代表的なのは、風邪（ウイルス性上気道炎）、ウイルス性胃腸炎、片頭痛、花粉症のような多くの人が経験している不調、さらには生活習慣病と呼ばれる「高血圧」「脂質異常症（血液中の脂肪分が多すぎたり少なすぎたりすること）」「糖尿病」などです。

高血圧、脂質異常症、糖尿病の3つの疾患は、いずれもかなり患者数が多いのですが、果たして全員が治療を受けて薬を飲む必要があるかどうかは疑問です。

生活習慣病とは、1996年に厚生省（当時）がそれまでの「成人病」という呼び方を改めたもので、この呼び方のせいで「生活習慣が悪いから病気になるんだ」というイメージを持つ人が増えました。

それを間違いとは言いませんが、このとき、血圧や脂質異常症のガイドラインの基準値（これ以上になったら病気で治療を開始する数値）を引き下げたことによって、自動的に患者数が増え、薬を飲む人が増えたという面もあるのです。

そもそも、高齢になると、人間の身体には老いに立ち向かうのに必要な「老化現象」が起こります。

たとえば、**高齢になれば血圧が高くなる**のは老化現象の一つです。

動脈は歳をとるほど細く硬くなるため、誰でも血液の流れが悪くなります。そのままでは大切な脳に十分な血液が届かないので、人体は心臓が強く打つよう自己調整して血圧を上げ、脳への血流を確保します。

そこに降圧薬によって血圧が下がりすぎると、めまいがしたり、ふらつきやすくなって転倒するリスクが高くなります。そのめまいやふらつきに、また別の薬で対応することになると本末転倒です。

また、**年齢を重ねると、体内のコレステロール代謝が低下します。**コレステロールの代謝や利用に関わる酵素やたんぱく質が十分に機能しなくなると、体内でコレステロールが蓄積し、血管が傷ついて血栓ができる原因となります。

とはいえ、薬に頼ってコレステロールを減らしすぎてしまうと、細胞膜の構造が弱くなるため細胞が傷つきやすくなりますし、ホルモン合成や免疫系の機能低下など、さまざまな生理機能によくない影響を与える可能性があります。

また、コレステロールを下げる薬には、筋肉痛や筋肉の炎症、肝機能障害などの副作用があり、肝臓や腎臓の問題を抱えている場合、薬剤がこれらの臓器に悪影響を与える可能性がありますので、注意が必要です。

糖尿病は、単に老化現象というわけではありませんが、年齢とともにリスクが高まる病気の一つです。

自覚症状がない場合が多いため、血糖値が高い状態が続いて血管が脆《もろ》くなり、心筋梗塞や脳梗塞のリスクが上がります。その他、合併症として失明、腎障害、神経障害などが生じることもあります。

原因は食事の仕方にあるため、長期にわたり薬で血糖値をコントロールするのは本来望ましいことではありません。薬に頼りすぎると、「いつもだるい」「イライラしてキレやすくなった」「足元がふらつく」「認知症が出てきた」などの症状が出ることもあります。

このように、「生活習慣病」と「老化現象」を混同して、むやみに薬で抑え込むことは逆効果になることもあります。

通院して薬で数値をコントロールするのではなく、食習慣と運動習慣、それに良質な休養をとって、根本的な体質改善に取り組むにこしたことはありません。

重篤な高血圧や糖尿病、合併症がある場合は難しいですが、病気の初期の方や薬を飲み始めたばかりの患者さんでしたら、本書の内容を実践すれば血圧、コレステロール、血糖値を下げることは可能です。

すでに薬を服用している方は、薬を減らして行く方向で医師や専門家に相談してみてもよいと思います（ただし、自己判断による服用中止は控えてください）。

column

健康診断で病気を見つけるコツ

定期的に健康診断を受けていらっしゃる方は多いですが、それぞれの検査項目にどのような意味があり、数値が高い場合と低い場合で身体にどのような影響があるのかを知っている方はあまり多くはないでしょう。

毎年の数値の変化をご自身で確認している方となると、さらに少ないはずです。

私の経験からいっても、結果に基づいて体質改善計画を立てたり、生活習慣や運動習慣、食習慣を改善できている方はほとんどいらっしゃいません。

健康診断は病気を見つける検査です。せっかく毎年受けているのに「異常値がないからひと安心」でおわるのはもったいないと思います。

病気や寝たきりは突然やってくるわけではなく、不定愁訴の延長が病気につながっているので、前年とのわずかな数値の変化や身体の変化を感じ取ることに意味があります。

たとえば、次のようなケースがあります。

最初は、ちょっとした冷え性や肩こりから慢性的な血行不良状態が続き、場合によっては貧血や頭痛に発展します。

やがて全身への酸素と栄養素の運搬能力が低下することで、疲労感や倦怠感が起こり、代謝不全につながり、体力や免疫力が落ちていきます。同時に体重が増え、血中の糖質や脂質も増え、さらに血行が悪い状態が続いていきます。

この間も、健康診断では異常値は出ませんが、確実に病気に向かっている状態です。数年後には健康診断で、糖尿病や高血圧、脂質異常症などの診断をもらってしまうことが予測できます。

このようなことに早期に気づくきっかけになるので、健康診断の結果から身体のちょっとした変化に気がつくことが大切なのです。

この1年で生活習慣や食習慣にどんな変化があったかや、体重の変化、体組成計の変化、栄養学的な数値の変化などのほかの検査項目も見て、病気に近づいていないかを気にかけておくことが大切です。

9
「老いはみんなに平等にやってくる」わけではない

私たちは一人ひとりに自然治癒力があり、体内の機能や秩序が乱れそうになったときには、各臓器がＤＮＡの自己修復能力をコントロールして元の正常な状態に戻そうとしてくれています。

健康になろうとする力、健康を取り戻そうとする力が絶え間なく働いているため、それを阻害しなければほとんどの病気を防ぐことができる仕組みになっています。

現在では、病気や寝たきりにならず、ほぼ「健康寿命＝寿命」で老衰死された方たちの生活調査から、どのような食習慣や生活習慣をしていたのかわかっていることがたくさんあり、多くの人がメディアなどを通してその情報を共有しています。

あとは、今が何歳であっても、それを日々習慣化して実践していくだけです。

現在、「オプティマムヘルス」という健康キーワードが注目されています。

オプティマムとは、「最適・最善・最高」という意味で、年齢を重ねながら常にベストな健康状態を保つことを目指す健康観です。

たとえば、60代の方が小学校時代の同窓会にいくと、昔と変わらず健康で若々しい人もいれば、年齢より老けていかにも不健康そうな方もいるでしょう。

オプティマムヘルスとは、同年齢１００人集まったときの、上位10％以内の健康で若々しさを保っている人が該当します。

60歳での上位10％、70歳での上位10％、80歳での上位10％……、そうして日本人の平均寿命になったときに、上位10％以内の健康で若々しい方が、最も「健康寿命＝寿命」に近いということになります。

人は平等に年齢を重ねていきますが、健康や若々しさはみんな同じではありりません。そこには、遺伝も関係はありますが、最も大きく影響するのは自分でコントロールできる日々の生活習慣です。

現在日本では、生活習慣病が原因でお亡くなりになる方が、死因全体の5〜6割を占めています。

けれども、本書には私がこれまで医療と介護の現場で実際にご高齢の方々と触れ合って培ってきた「健康を保つ知識・知恵」がたくさん詰まっています。

これらを実践・習慣化していただくことで、生活習慣病の大部分が予防できると私は考えています。

人生で一番若い日は紛れもなく今日です。オプティマムヘルスを1日でも早く目指し、病気にも寝たきりにもならない圧倒的な心身を手に入れましょう。

第2章

加齢による衰えを放置しない

1 身体は食べたものでつくられる

健康長寿を支えている最大の要因は、間違いなく毎日の食事と栄養素のバランスです。「病気にならない」「寝たきりにならない」ために、食事や栄養素が関係ない人はいません。

私たちの身体は摂取している「食事（栄養素）＋水＋空気（酸素）」によってつくられているためです。

とはいえ、牛肉を食べたからといって牛の筋肉になるわけでもないし、ほうれん草を食べたからといってほうれん草色の肌になるわけでもありません。

食べたものは、消化・吸収されて体内に取り込まれ、代謝によって分解・合成されます。筋肉も肌も骨も内臓も、常に分解と合成がくり返され、新しくつくり

■私たちの身体をつくっているもの

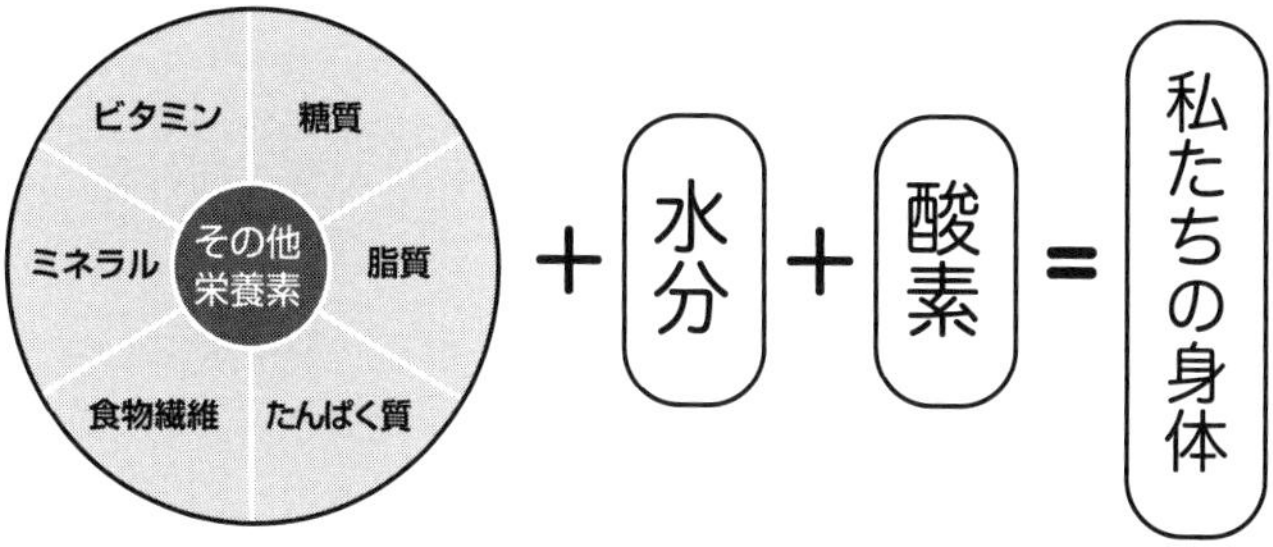

変えられていくのです。

何を食べるかで体内に摂取できる栄養素は変わってきますし、その栄養素のバランスによって、つくられる身体にはそれぞれ個体差が生じます。

体質改善の最も重要な対策は、糖質、脂質、たんぱく質、ビタミン、ミネラル、食物繊維の「6大栄養素」のバランスを意識することです。

これらの栄養素がそれぞれ、体内でどのような役割を果たしているかをまとめると、次のようになります。

①エネルギーになる……糖質、脂質、たんぱく質
②体の組織をつくる……脂質、たんぱく質、ミネラル
③代謝・免疫・抗酸化作用の活性化に関わる……ビタミン、ミネラル
④腸内環境を整える……食物繊維

なお、6大栄養素のなかでも、身体を機能させるエネルギーになる「糖質」「脂質」「たんぱく質」のことを、とくに3大栄養素と言ます。「カロリーが高すぎて太る」などというときの「カロリー」とは、エネルギー源になるものという意味です。

では、それぞれを、もう少し詳しく見てみましょう。

・**糖質**

ご飯やパン、麺類などの炭水化物に含まれます（炭水化物は、体内で、消化・吸収される「糖質」と、消化・吸収されない「食物繊維」に分けられます）。

糖質はブドウ糖に分解されエネルギーとして利用されますが、過剰摂取で使わ

れなかった分は、脂肪として蓄えられていきます。

・脂質

オリーブオイルなど各種の油や乳製品、脂の多い肉や魚から摂取できます。糖質やたんぱく質よりも効率のよいエネルギー源であり（脂質は1gあたり9キロカロリー）、糖質とたんぱく質は4キロカロリーのエネルギーを供給するのに対し、細胞膜の原料になったり、ホルモンや消化酵素の胆汁酸の原料にもなっています。

また、脂肪の主成分は「脂肪酸」と呼ばれ、魚の脂に含まれているオメガ3脂肪酸のDHAは、脳の機能維持に重要な働きをしています。

過剰摂取で使われなかった分は、糖質と同様に、脂肪として蓄えられていきます。

・たんぱく質

肉や魚、大豆、卵、乳製品などが消化され、20種類のアミノ酸になって吸収されます。

エネルギー源ですが、筋肉や骨、肌、爪、髪、臓器など身体をつくる栄養素でもあるため、糖質や脂質を制限しすぎて、たんぱく質をエネルギー源として使いすぎるのは危険です。また、数百種類のホルモンや数千種類の酵素、免疫に関わる抗体をつくる役割もあるため、不足すると不調が起こりやすくなります。

・ビタミン、ミネラル

さまざまなものがありますが、高齢者にとって気になるのは、骨の強化と視力の維持などが代表的でしょう。

骨の強化にはカルシウムやマグネシウム、ビタミンDやビタミンKが必要です。

視力には、ビタミンAを中心としたビタミン類が必要です。

・食物繊維

穀物や野菜、きのこなどの植物性の食品に多く含まれ、糖質や脂質の吸収を穏やかにしたり、腸内環境を改善したりとさまざまな生理作用を持っています。

高齢になって食事量が減ると、少ない食事の中でバランスを保たなくてはなりません。とはいえ、好きなものを食べられないのではせっかくの食事も楽しくないので、「正しいこと7割、楽しいこと3割」の気持ちで取り組んでみましょう。

今を楽しむ食生活を3割程度に抑えて、7割は栄養バランスを考えた食事にすると、半年から1年後には身体が確実に変わります。

身体にとって正しいことを増やし、将来の病気や寝たきりを予防していきましょう。

②

高齢になると脂肪がつきやすくなる理由

がんなどの大病や寝たきりに深い関係があるのが「肥満」です。

厚生労働省は2019年「国民健康・栄養調査」の結果を発表していますが、肥満者の割合は、男女ともこの10年ほどほぼ横ばいで推移しています。

肥満者の割合を年代別にみると、男性では40~50歳代が39％以上で最も高く、女性は高年齢層で肥満者の割合が高くなり、60歳代が28％以上で最も高くなっています。

同時に、「糖尿病が強く疑われる」人の割合は、年齢が上がるにつれて男女ともに上昇し、「総コレステロールが240㎎／dℓ以上」の人の割合も、年齢が上がるにつれて男女ともに上昇しています。

高齢者においては、肥満が引き起こす疾患が重症化する可能性が高いため、肥満対策が非常に重要になってきます。

加齢とともに筋肉量が減ると、運動意欲や基礎代謝も低下して、運動不足になる悪循環になります。代謝率が低下すると、若いころと食べる量が同じでも肥満になりやすいです。

また、食事の偏りによって、たんぱく質の摂取量が不足することもあります。たんぱく質量が不足すると、筋肉量が減るため、やはり悪循環になります。病気や薬の副作用などによって食欲が低下し栄養不足になる場合も、代謝率が低下して肥満につながりやすくなります。

さらに、年齢を重ねると睡眠時間が少なくなる人が増えます。睡眠不足になると、満腹を感じさせるホルモンが減少し、食欲を増進させるホルモンが増加します。そのうえ、1日の疲れがとれないことから、体を動かす機会が減り、摂取したエネルギーを消費しきれずに脂肪が蓄積していくのです。

人間は高齢になるほど、複合的な理由で脂肪がつきやすくなるので、1日も早く体重コントロールを行っていくことが必要なのです。

私の栄養外来クリニックにいらっしゃる太り気味の方で、膝や腰が痛いと訴える方は少なくありませんが、長きにわたって太り気味で膝や腰に負担がかかっていることが原因です。

ただ、体重コントロールといっても、体重が減ればよいということではありません。ダイエットをおこなうときは、その体組成（身体を構成する、筋肉、脂肪、水分、骨などのこと）を見ることが大切です。

体重が減っても脂肪の割合が減らなければ肥満は解消されませんので、「筋肉は落とさず脂肪だけを落とす」ことが必要なのです。

私の栄養外来クリニックで、脂肪だけを上手に落とせた63歳のBさんという方がいらっしゃいます。

Bさんは、自己流のダイエットによって、最初の1ヶ月で体重を1・6kg落としましたが、その内訳は脂肪が0・6kg、筋肉が1・0kgでした。脂肪より筋肉の方が多く落ちてしまったため、結果的に体脂肪率が0・2％上昇しています。

その後、今度は私と一緒に、無理なく継続できる行動計画を立てたうえで、ダイエットをしていただきました。その結果、9ヶ月後に筋肉を0・5kg増やし、脂肪だけを16kg減量することに成功しました。

これは、激しいトレーニングや、厳しい食事制限の結果ではありません。健康的にやせることを目的として、「筋肉を落とさない食事の仕方」と「脂肪を燃焼させるサプリメント（カルニチンなどを含むもの）をいつどのように摂るか」を正しく理解し、月に一度は進捗を確認しながら行動計画を実行していった結果です。

標準体重であっても、脂肪量の割合が高い人と低い人では、ボディラインが全然違います。**同じ重さの筋肉と脂肪では、脂肪のほうが体積が大きいので、体脂肪率が多いと体が大きくたるんで見えるのです。**

標準的な体脂肪率で筋肉が適度についた身体は、ウエスト、下半身などメリハリがあり、引き締まって見えますし、基礎代謝が高く太りにくい体質です。

なお、「加齢や運動不足などの影響で筋肉量が減っていく」現象をサルコペニアと言い、サルコペニアと肥満が合併することを「サルコペニア肥満」と呼びます。単なる肥満と比べると、「転倒・骨折のリスクが増加する」、「歩く速度が低下する」「着替えや入浴などの動作が困難になる」などのADL（日常生活動作）の低下を招きやすく、65歳以上の高齢者に多く要介護のリスクや肥満による糖尿病、高血圧、脂質異常症のリスクも同時に上昇すると言われています。

要介護まであと一歩の段階とも言われるフレイル（心身が虚弱した状態のこと）にもなりやすく、介護施設で車椅子に乗っている方や寝たきりになっている方の多くは、自分の体重を支えられないくらい太ってしまっている方も多いです。

ダイエットや体質改善は、何歳から始めても遅くはありません。

高齢になっての肥満は、このようなリスクに直結していることも、ぜひ念頭に置いてください。

column

水分とたんぱく質を減らしてはいけない

体重は、主に、次の4つで構成されています。

・**水分量**（血液、リンパ液、細胞内外液など）
・**たんぱく質量**（コラーゲン、皮膚、髪、筋肉、血管、ホルモンなど）
・**脂肪量**（皮下脂肪、内臓脂肪）
・**骨量**

人の身体は、このうち、「水分量」と「たんぱく質量」と「脂肪量」の割合の合計で、95～96％を占めています。50キロの人も100キロの人も同じで必ず95～96％になります。

ただ、人によってこの3つの割合が違います。理想的な体組成の目安は、次ページの表のとおりです。

結論から言うと、肥満解消の成功の秘訣は、健康維持のために必要な、水分量、たんぱく質量は落とさずに、脂肪量だけを減らすことです。

体重を減らすことで体内の水分量が減ってしまうと、「血

■適切な「水分量」「たんぱく質量」「脂肪量」の目安

	男性	女性
水分量	60%	55%
たんぱく質量	18%	18%
脂肪量	17%	22%

流をよくして、呼吸で取り入れた酸素や食事から摂取した栄養素を細胞まで効果的に届け、代謝の反応をよくする」という一連の機能が滞りやすくなります。

また、たんぱく質は、筋肉や肌、爪、髪、体内でつくられる酵素やホルモン、免疫力に重要な抗体の原材料なので、減ってしまうと身体がボロボロになってしまいます。

一方、内臓脂肪や皮下脂肪の脂肪量が多い方は、腸内環境や血行、代謝反応も悪いため健康からはほど遠い状態になっています。

極端な食事制限でダイエットとリバウンドを繰り返すと、水分量やたんぱく質量が大きく減る可能性があるため、栄養素のバランスに注意していく必要があります。

3 やせすぎの人が寝たきりになりやすい理由

また、高齢になったら気をつけてほしいことの一つに「やせすぎ」があります。

高齢になると、あれこれお腹いっぱい食べたい若者とちがって、「少しでよいから好きなものだけを食べたい」という人も増えてきます。高齢になるにつれて咀嚼や消化機能が衰え、必要な量が食べられなくなる人が多いからです。

ライフスタイルによっては孤食が増えて食事を楽しみにくくなったり、間食が増えて食事のときに食欲がわかないということも起こります。すると、ますます調理が簡単で好きなものだけを少し食べるような食習慣に拍車がかかります。

食が細くなれば、高血圧や糖尿病、脂質異常症などの生活習慣病のリスクを回避できるので、一見よいことのように思えます。とはいえ、やせていれば安泰というわけではありません。

WHO（世界保健機関）は、体格指数（BMI）18・5未満を「低体重（やせ）」としています。低体重とは、低栄養や筋力低下などにより健康障害を生じやすい状態のことです。

年齢を重ねると当てはまる方が増加し、70歳前後から、一定以上の体重をキープしていくほうが大変だという人が増えてきます。

低体重で真っ先に生じるのは、カロリー不足の状態の中でもとくにたんぱく質不足です。肥満の場合と同様、筋肉の衰えによる体力や免疫力の低下、神経伝達物質の機能低下による睡眠障害や自律神経失調症、うつ病などのリスクが上がります。

高齢になってからの「低体重」は、「スキニー・ファット（隠れ肥満）」のケースが多く、見かけ上変化がない場合でも、脂肪細胞が増加し、筋肉量や骨量が減少していることもあるので注意が必要です。

低体重の方は、必要なカロリーや栄養素が不足する「低栄養」であることも多く、全身倦怠感《けんたい》、疲労感、転倒・骨折、傷や褥瘡《じょくそう》が治りにくくなる、めまい、不眠、皮膚や毛髪のトラブル、体温低下、徐脈《じょみゃく》や浮腫《ふしゅ》、記憶障害などの自覚症状がでてきます。

こうした不調は、加齢によって誰でも自然に増えると思うのは間違いです。

たとえば、記憶障害は、脳の神経伝達物質の原材料であるたんぱく質（アミノ酸）の不足によるものです。やせ型の方が忘れっぽくなってきた場合、食事量を増やし、とくに肉や魚といったたんぱく質の割合を多くすることで、改善できるケースは多いのです。

また、低体重・低栄養の状態が長く続くと、骨粗鬆症が急激に進行していきます。

その結果、歩行や食事、着替え、排泄などの日常生活動作（ＡＤＬ）や生活の質（ＱＯＬ）が低下し、自立障害を引き起こす大きな原因となるサルコペニアや、要介護リスクが高まるフレイルサイクルに陥ってしまいます。

フレイルサイクルとは、次の①〜④を順に繰り返す負の循環に陥ることをいいます。

①低栄養状態から筋肉量や体重が減少する
②疲労感や基礎代謝の低下で活力が落ちる
③身体機能が低下することで活動量や消費エネルギーが減少する
④食欲が低下して、さらなる低栄養状態になる

私が見てきたなかでは、低栄養によっていったん寝たきりになってから、もう一度自立して生活できるようになる方は、そのときの年齢にもよりますが、わずか5%くらいです。

自立までの道のりでは、食が細くなっても食べることをあきらめず、必要な食事をしっかり摂ることが最低限必要となります。

もし、ダイエットしているわけでもないのに、6ヶ月間に体重が2〜3キロ減った、もしくは3%以上の体重減少があった方は、低体重の可能性があるので、すぐに食事を見直してください。

加えて、今のところ体重が減っていなくても、一度は、食事の質を点検することをおすすめします。体重が変わらなくても、その体組成が変わっている可能性があるからです。

食事における対策としては、主食・主菜・副菜がそろった食事を基本にしてください。凝ったものでなくてかまいません。

・お米
・肉か魚
・野菜、海藻、きのこ、発酵食品など

ざっくり言えば、この食材の組み合わせで回していけば大丈夫です。

④ 3食食べても足りない「新型栄養失調」とは？

前項の「低栄養」の延長上で、「新型栄養失調」についても見ておきましょう。新型栄養失調とは、糖質や脂質の摂取カロリーは足りているのに、ビタミンやミネラル、たんぱく質、食物繊維など、特定の栄養素が不足し身体の不調につながることです。低栄養との違いは、食べる量は必ずしも少ないとは限らない点です。

現代は、この「新型栄養失調」のリスクを抱える人の割合が80％以上とも言われ、そのなかで自覚症状のある人は、10％程度と言われています。

この状態が続くと、将来は確実に病気や寝たきりになってしまいます。

ところが、高齢になるほど、消化吸収能力が衰える、歯を失ってかたいものを避けるようになる、体力や筋力の衰えから買い物や調理が難しくなる・億劫になるなどの問題を抱えるようになります。

その結果、そばやうどん、そうめんなどの柔らかいものや、さっぱりしたお茶漬けだけ、あるいはパンにコーヒーなど簡単なもので食事を済ませるようになり、たんぱく質が不足しがちになります。1日3食摂取していても、こうした簡単な食事の繰り返しでは、栄養バランスは偏るのです。

高齢者が新型栄養失調になると、老化がすすみ、抵抗力が低下して、肺炎や結核などの感染症にかかりやすくなります。また、脳出血や心臓病、骨折の危険性が高まって、要介護状態に陥りやすくなり、寝たきりの原因となってしまいます。

健康寿命の延伸のためには、新型栄養失調を予防することが不可欠です。

加齢とともに、筋肉や骨は減少し、免疫力も低下します。

「健康のためには粗食がいい」「朝食は食べないほうが長生きする」「高齢者に肉は不要」というように思い込んでいる人もいるのですが、これは間違いです。

新型栄養失調の指標である血清アルブミン値を上昇させるためには、肉、魚、卵、牛乳などの動物性たんぱく質を多く含む食品を中心に、いろいろな食品をまんべんなく食べることが大切です。

新型栄養失調の方が特に不足しがちな栄養素と、その結果何が起こるかを7つ挙げます（低栄養の方にもあてはまります）。心当たりのある方は、これらの栄養素を積極的に摂るようにしてください。

①たんぱく質不足……全身の筋肉量や筋力が減少する「サルコペニア」に陥りやすくなり、転倒や要介護状態になるリスクが上昇する。

②ビタミンA不足……皮膚や呼吸器の粘膜が弱くなり、感染症にかかりやすくなる。また、暗がりで目が見えにくくなる夜盲症になる。

③ビタミンB1不足……倦怠感や食欲不振、手足のしびれ、脚気の症状が現れ、ひどくなるとむくみや心臓肥大につながる。

④カルシウム不足……骨量が減少し、骨折や骨粗鬆症を起こす可能性が高くなる。

とくに女性は閉経後、ホルモンの影響で骨量が減少しやすくなる。

⑤マグネシウム不足……不整脈などを引き起こし、虚血性心疾患のリスクが高まる。

⑥鉄不足……鉄欠乏性貧血、疲れやすさ、頭痛、動悸、食欲不振などの症状が起こる。

⑦食物繊維不足……便秘になりやすくなる。さらに、腸内でつくられた有害物質が長く溜まることで腸内環境が悪化し、発がんのリスクが高まる。

理想はバランスと質の良い食事で充分な栄養素を摂ることですが、加工食品が多く、食材の栄養素自体が低下している現代の食事では、難しい場合もあります。**食事だけで不安な方は、あとで述べるように「食事＋サプリメント」で補うことも選択の一つです**（サプリメントのみで栄養素を補うのは難しいです）。「現代人はそもそも特定の栄養素が不足しやすい」ということを知り、毎回の食事でバランスを意識して、良い食生活を習慣づけていきましょう。

5 カロリーと栄養は別物

「エンプティカロリー」という言葉をご存知でしょうか。

「エンプティ＝空っぽ」の意味から、カロリーがないものとイメージされることがありますが、実はそうではありません。**エンプティカロリーとは、「カロリーは高いのにもかかわらず、栄養素は空っぽ」という意味です。**

新型栄養失調や体脂肪率が高い方は、この栄養素のない高カロリーの食事を摂りがちです。

代表的な飲食物では、菓子パンやカップ麺、ハンバーガーなどのジャンクフード、精製された砂糖をたくさん使用したアイスやチョコ、クッキー、ケーキなどの甘いお菓子、コンビニやスーパーで売っているスナック菓子、炭酸ジュースや果汁ジュース、砂糖やミルクのたくさん入った清涼飲料水、コーヒー、紅茶などです。

たとえば、ある清涼飲料水５００㎖のカロリーはほぼ糖質の２２５キロカロリーですが、たんぱく質やビタミンなどはまったく入っていません。アルコールでは、ビールやワイン、日本酒などの糖質の多く含まれるお酒も注意が必要です。

エンプティカロリー飲食物は、脂質や糖質がほとんどで、ビタミンやミネラルといった身体に必要な栄養素が極端に少ないです。

しかも手に取りやすく、味が濃くておいしく感じ、中毒性もあり、身近にたくさんあります。１日の食事がエンプティカロリーだけで終わってしまう人もすくなくありません。

こうした飲食物を、日常的に口にするのをやめることが、健康の秘訣です。

6 結局1日何食食べるのが理想か？

食事は、何を食べるかも大事ですが、どういうペースで食べるかも大事です。「食事は1日2回」という方や、「お腹が空いたら食べればよい」という方もいます。

これは専門家のあいだでも意見が分かれるところですが、私自身は1日3食摂っており、**高齢者の場合は少なくとも1日3食は食べることを推奨しています。**

なぜかというと、**高齢者は1回に食べられる量が絶対的に少ないため、回数を多くする必要があるからです。**

厚生労働省の「健康日本21（第二次）」では、生活習慣病を予防するビタミンやミネラル、食物繊維など、健康な身体を維持するための目標値の一つに「野菜類を1日350g以上（うち緑黄色野菜120gを含む）食べましょう」と掲げています。

1日に350g以上の野菜をとるには、サラダや味噌汁のほか、きのこ、豆、いも、海藻料理も含めて「副菜」とし、組み合わせて1日5～6皿が摂取目安となります。これに、肉や魚、大豆や卵、乳製品といったたんぱく質を、65歳以上男性で60g、女性で50g、さらに主食の穀物が加わります（厚生労働省「日本人の食事摂取基準〈2020年版〉」）。

食事の回数が少ないと1回あたりの量が多くなりすぎて食べきれなくなり、栄養バランスを崩してしまいます。また、一度にたくさん食べると消化に負担もかかるため、一回あたりの食事は少量をよく噛んで食べるようにしましょう。

私の経営していた高齢者施設でも、管理栄養士が栄養バランスを考えて1日3回の食事の献立プラス間食のメニューをつくっていましたが、毎日残さず完食する方は、肌つやも良く、認知症も進まず、元気で過ごしている方が多かったです。

昨年100歳で他界してしまった祖父も、好き嫌いなく食事をしっかりとり体重の変化も少ない方でした。まさに食べることで、生きることは食べることの重要性を教えてくれました。

ただし、個人差もあるので、なかには1日2回の食事のほうが良いケースもあります。体重や体脂肪が多い方の場合、1日2回の食事のメリットとしては、総カロリー摂取量が減り、太りにくくなります（空腹時間が長くなると、反動でドカ食いになることもあるので、自分を律することも必要です）。

けれど、標準体重の人ややせている人は、1日2回の食事では、毎日必要な栄養素の理想的な摂取量に満たなくなります。

1回あたりの食事量が食べられなくなってきているので、カルシウムやマグネシウム、鉄分やたんぱく質など、1日2回の食事にしたときに不足しやすいです。

1日3食にプラスして、高タンパクなおやつも食べることで、体力と活力ある体をつくっていきましょう。

7 寝たきりを防ぐための運動習慣

介護が必要な状態になることに、多くの人は不安を感じています。

24ページでも述べたとおり、介護が必要になる主な原因は、「認知症」が18・1％と最も多く、次いで「脳血管疾患（脳卒中）」15・0％、「高齢による衰弱」13・3％、「骨折・転倒」13・0％となっていて上位4つで約60％になっています。

「寝たきり」を防ぐには、バランスのよい食事に加えて、適度な運動をおこない、代謝を上げていくことも大切です。

継続的に身体を動かす習慣をつけることには、次の5つのメリットがあります。これらはすべて、寝たきりの原因上位4つを解消しやすくするものです。

①骨が丈夫になる

骨に力が加わり、骨を作る細胞の働きを活性化して骨を丈夫にします。とくに高齢者の方々にとって、骨粗鬆症や骨折の予防効果が期待できます。

②筋肉や関節が強く、柔らかくなる

体を動かすことで刺激が伝わると、筋肉が太くなり、骨をつなげているものや筋肉を包んでいるものが引き延ばされて、固くなるのを防ぎます。

③脳が活性化する

筋肉を動かす信号を送るのは脳です。体を動かすと脳に刺激を与えることができ、認知症を予防・改善する効果が期待されています。

④血液がきれいになる

血流や代謝がよくなり、中性脂肪や悪玉コレステロールが減るので、血管が固くなったり詰まったりすることを防げます。動脈硬化、狭心症、心筋梗塞、脳卒中、脳梗塞などの予防効果が期待できます。

⑤気持ちも体も若返る

気分が明るくなって、リラックスできたり、ストレスが発散できたり、意欲がでたり、自信が持てたりします。さまざまな心へのプラスの効果があります。

「適度な運動」というと、ジョギング、水泳、ウォーキングなどを思いつく人は多いでしょう。

なかでも、ジョギングのメリットは多岐にわたっており、循環器疾患、高血圧、糖尿病、脳卒中、がんといった病気のリスクが低下するほか、睡眠の質も向上し、認知力も高まります。ウォーキングよりも高強度な運動であり、筋肉が鍛えられるのでサルコペニアやフレイル対策になり、持久力や体力も高まり、疲労感も軽減されます。

ただし、「適度」であることが大切であり、毎日フルマラソン並みの距離を走ったりすることはおすすめしていません。紫外線を浴びる時間が長くなったり、筋肉疲労や肉離れ、疲労骨折などのけがのリスクが上がるためです。

また、夏場に運動で大量の汗をかくと体内のビタミンやミネラルも体外に出てしまいますし、地面を踏む回数が多いと足裏で赤血球が壊されて貧血傾向になったりもします。

身体には適度な休息と修復の時間が必要ですので、健康を目的とする運動の場合は、筋肉や骨にあまり負担のかからない運動を選ぶ必要があります。

そのことを踏まえて、ジョギングを軸に、水泳やサイクリング、ヨガやストレッチなど、種類の異なる運動を取り入れるとより効果的です。

なお、次のような方は、当面、運動を控えめにしておきましょう。

・体重が重い方

膝、腰、関節、骨に負担がかかるので、まずは食事の見直しをして体重や体脂肪率を落としてください。部屋の掃除、買い物に出かける、散歩など、日常生活の中で動く機会を増やすところから始めましょう。

・運動を好まない方

いやいや行うと、コルチゾールというストレスホルモンが増加し、不眠やうつなどメンタル疾患への影響があります。負担にならない範囲にしておきましょう。

・実力以上にがんばる方

高齢になると筋力や神経機能が衰えているため、意欲はあっても思うように体が動かないことがあります。そうした状態で負荷をかけ過ぎると、けがにつながることもあります。今の自分の状態を受け入れて、軽い有酸素運動やつま先立ちなどのバランス運動、自重でできる軽い筋力トレーニングから始めてみましょう。

・運動が不向きな疾患を持っている方

主治医や専門家に相談することが必要です。どのような運動なら問題ないか、助言をもらいながら行いましょう。

8 寝たきりの原因「認知症」「脳血管疾患」を防ぐ

2020年時点で、日本における65歳以上の認知症の人の数は約600万人と推計され、2030年には約744万人が認知症になると予測されています（「日本における認知症の高齢者人口の将来推計に関する研究」〈平成26年度厚生労働科学研究費補助金特別研究事業 九州大学 二宮教授〉による速報値）。

認知症は、脳の病気や障害などさまざまな原因により、脳の細胞が死んでしまったり、働きが悪くなったりしたために、認知機能が低下し、日常生活全般に支障が出てくる状態をいいます。

アルツハイマー型認知症（約65％）は、認知症の中で最も多く、脳神経が変性して脳の一部が萎縮していく過程で起こる認知症です。

次いで多い血管性認知症（約20％）は、脳梗塞や脳出血などの脳血管障害によって起こる認知症です。

「認知症」になる原因のほとんどは、脳の神経変性と脳血管障害なのです。

さらにいえば、介護が必要になる原因の2位の「脳血管疾患」は日本人の第4位（令和3年版高齢社会白書〈全体版〉）の死因にもなっています。

つまり、寝たきりにならないためには、脳の健康を保つことが非常に重要であり、脳神経と脳血管の機能を正常に保つことがかなり有効なのです。

脳はたくさんの血液を必要としていて、心拍出量の約15％が脳に分配されています。ここで血流が悪く、脳神経に酸素や栄養が届かない状態や、血管が硬くなって出血したり、血管壁に脂質が付着して脳梗塞を起こしたりすると、麻痺《まひ》の後遺症が残り寝たきりになってしまいます。

ですので、認知症や脳血管疾患を防ぐためには、日ごろから血行を良好に保つことがとても大切です。

血行不良にはいくつか原因があるため、心当たりのあるものは改善していきましょう。

①筋肉量不足と血管の脆さ

良質なたんぱく質（肉・魚・大豆・卵・乳製品）とビタミンC（緑の野菜、果物）を摂取し、コラーゲンを含むしなやかな筋肉や血管を生成しましょう。

②ファストフードやインスタント食品、スナック菓子などの摂りすぎ

糖質、脂質にカロリーが偏り、毛細血管の血液がドロドロの状態になるため、糖質や脂質をエネルギーに変える補酵素ビタミンB群（豚肉、うなぎ、レバー、魚等）や、末梢血管を広げて血行を促進するビタミンE（うなぎ、サーモン、かぼちゃ、アーモンド等）を摂ると改善を期待できます。

さらに、肉食から魚食への比率を高めてオメガ3脂肪酸を摂取し、サラサラ血液を目指しましょう。

③過度のストレス、ホルモンバランスの乱れ

自律神経に負担がかかっていることがあるため、交感神経を刺激しないよう38～40度のお湯に15分以内で入浴し、ふくらはぎをマッサージすると効果的です。交感神経の興奮を抑えるカルシウム（小魚、海藻等）やマグネシウム（海藻、魚、豆類等）を摂取しましょう。また、ビタミンB群には、神経を正常に働かせ、血管の拡張をスムーズにさせる効果もあります。

④酸素の運搬能力低下

貧血や頭痛といった症状が出ることもあります。赤血球のヘモグロビンの酸素運搬能力を改善させるために、造血ビタミンの葉酸（緑の野菜）とビタミンB12（魚、貝類、のり）を摂取し、ヘモグロビンの材料となる鉄分（レバー、野菜、海藻、大豆等）をしっかり摂りましょう。

column

認知症になりやすい人の特徴

私が介護施設を運営していたときの経験上、認知症になりやすい高齢者には、次の2つの特徴がありました。

・生活習慣病（糖尿病、高血圧、脂質異常症、肥満など）**がある**

・ストレスを上手に発散できず、日常の活動や社会活動に消極的で、好奇心や生きる意欲を失っている

生活習慣病への対策は、本書の別の項目を参考にしていただくとして、ここでは後者のストレスについて述べます。

ストレスは、外部からの刺激や変化のある生活の中で生じます。介護施設では、変化のない生活をしていると認知症が進むケースが多々あるため、適度に刺激を取り入れてストレスを生じさせる工夫をしています。

野外活動や趣味、子供とのふれあい、地域のボランティア活動など、新しいことに挑戦したり、普段話さない方と接することがよい刺激になるのです。

ところが、それが逆効果になってしまう方もいます。

たとえば、気が短くて協調性がない人は、他の方と一緒に行動したりコミュニケーションをとることが苦手です。そのため、活動によってグループ行動を求められると、孤立して、かえって一人で過ごすことが増えてしまい、認知症が進みやすくなるのです。

また、小さいことを気にする方は、他人からの何気ない一言や、深い意味のない出来事をネガティブに捉えてしまい、ストレスが蓄積されます。このストレスの蓄積が、脳への悪影響となります。繊細で傷つきやすいと、人と接するのを避けて、引きこもりがちになることもあるため、脳への刺激が減って、認知症やうつ病になりやすくなります。

このように、活動内容や対人関係によっては、「外部から受けたストレスを、活動によって発散する」という循環がうまくいかないこともあるため、一人ひとりが、自分にとって望ましい刺激とそうではない刺激を理解しておくと、自分のほうから望ましい刺激を選んで取り入れやすくなると思います。

9

寝たきりの原因「高齢による衰弱」を防ぐ

寝たきりの原因の3位の「高齢による衰弱」は、社会との交流が減ることによる日常生活活動量の減弱、体重減少や筋力低下、身体能力の減弱、慢性疲労状態などが原因となっており、低栄養との関連が極めて高いです。

なかでも、高齢者に見られる筋力低下には大きく2つのタイプがあります。

一つは、加齢変化によるサルコペニアです。

サルコペニアとは、筋肉量が減少し、筋力が低下する病態のことを指します。年齢に関係なく発症する可能性はありますが、加齢にともなって増加する傾向にあり、65歳以上の15％程度がサルコペニアに該当しています。

サルコペニアになると、歩く、立ち上がるなどの基本的な日常生活動作に影響が生じ、転倒や骨折リスクが上がります。

もう一つは、加齢にともなって自然に起こる筋肉減少です。個人差はありますが、骨格筋はおおむね40～50歳ごろから加齢低下をすると言われています。さらに、日常動作が減ることで筋肉が萎縮し筋力が低下しやすくなります。

加齢による筋肉減少によってサルコペニアのリスクが増加する可能性もあるため、1日でも早く、筋力低下の対策を実践していくことが大切です。

それぞれへの基本的な対策としては次のようなことが挙げられます。

①サルコペニア対策

1日で体重1kgあたり1・2～1・5g程度のたんぱく質摂取が必要とされています。肉や魚を嫌いだとか調理が面倒だという理由で敬遠する人もいますが、他のたんぱく質食材も含め、なるべく3食均等に摂取するように心がけましょう。

②加齢にともなう筋肉量減少への対策

体内でつくられる筋肉が減少し、壊される筋肉量が増加するため、何もしなければ筋肉が減っていきます。レジスタンス運動（いわゆる筋トレ）を継続するのが効果的ですが、難易度が高いため、日常生活の中で、立ち座りの動作やウォーキング、ラジオ体操などの軽い運動からやってみることをおすすめします。

また、「高齢による衰弱」には「フレイル」を含んでいますので、次の点にも注意してください。

③フレイル対策

体重減少や筋力低下などの身体的な変化だけでなく、気力の低下などの精神的な変化や社会的なものも含まれます。偏りなく栄養素を摂るのが基本ですが、特に積極的に摂りたいのは、骨を強化するカルシウム、マグネシウム、ビタミンDです。高品質なサプリメントの活用も有効です。

じつのところ、80歳、90歳になっても骨や筋肉が強く若々しい方が、若いころから意識して食事や運動を気にしていたかというと、「特別なことは何もやっていない」という方がほとんどです。

つまり、良い食習慣や運動習慣を意識してがんばりつづけることは難しく、無意識レベルでを取り入れている方が未来の健康を勝ち取っているのだと考えられます。

たとえば、肉や魚は好きで毎食欠かさず食べる、甘いものの間食は控えめ、外出が好きでよくお散歩をする、若いころからエスカレーターより階段を使うことが多いなどです。

早めの意識改革と日々の対策を実行していきましょう。

⑩ 寝たきりの原因「骨粗鬆症（こつそしょうしょう）」を防ぐ

寝たきりの原因には、内科的なもの、整形外科的なものなどありますが、近年は骨粗鬆症が挙げられることが多くなっています。寝たきりの原因4位の「骨折・転倒」も、骨粗鬆症による骨の衰弱や筋力の低下などが原因です。

骨粗鬆症は、骨量が減少し、骨に「す」が入ったようなもろい状態に変化し、骨折しやすくなる病気です。骨の強度は、70％の「骨密度」と30％の「骨質」で決まると言われ、一度骨粗鬆症になると骨の強度を上げることは困難です。

骨密度が低い状態では、骨が体を支える本来の強さを保てず、ちょっとしたはずみで骨折しやすくなります。

高齢者では、骨折して体を動かさないあいだに筋肉が衰えて、そのまま寝たきりになる方も一定数います。肉体が衰えていることに気づかず、「私は大丈夫」と普段どおりの行動をとって、骨折や転倒からの車椅子、寝たきりになるというケースは少なくありません。

ただし、50歳以降、筋肉と骨の機能は急激に低下していきますが、骨粗鬆症は、生活習慣による予防が期待できます。

大きく分けると「食事」と「運動」です。

食事では、骨の原材料である、カルシウム、マグネシウム、たんぱく質を必要量摂取し、骨を強化するビタミンDやビタミンKの欠乏を防ぎましょう。

このうち骨を硬くする成分がカルシウムです。

・**カルシウム**…高齢者は、生理的にカルシウムの吸収率が低下していきますので、日ごろから充分に摂りましょう。女性はとくに、閉経後、ホルモンの影響で骨量が減少しやすくなります。小魚、乳製品、野菜、大豆製品に多く含まれます。

・**マグネシウム**…カルシウムと同様に骨を構成する重要なミネラルです。大豆製品や海藻に多く含まれます。

・**ビタミンD**…魚類やきのこに多く含まれ、カルシウムの吸収を助けます。日光を浴びて皮膚でも合成される唯一のビタミンなので適度な日光浴も大切です。

・**ビタミンK**…骨づくりに必要なたんぱく質を活性化します。ビタミンDとともに丈夫な骨をつくります。納豆、緑の葉物野菜に多く含まれます。

※納豆は腸内環境を改善し、高タンパクで骨を強化する最強の食材ですが、血液凝固阻止薬を服用している人や血栓症の人は、過剰摂取を避けてください。

逆に、骨を弱くする栄養成分もあります。身体にとって必要な成分ではありますが、摂りすぎには注意が必要です。

・**塩分**…摂りすぎると、せっかく摂ったカルシウムの排泄を促進してしまいます。

・**リン**…清涼飲料水や加工食品に多く含まれ、カルシウムの吸収を妨げます。

・**アルコール**…カルシウムの吸収を悪くし、ビタミンDの働きを抑制します。

・**カフェイン**…カルシウムの吸収を悪くします。カフェイン入りの飲みものは1

日2～3杯までにしておきましょう。
また、栄養素ではないですが、ニコチンもカルシウムの吸収を悪くするため、喫煙は控えることをおすすめします。

次に運動です。摂取したカルシウムを骨に蓄え、骨密度の上昇や骨折を抑制するには、「週2回以上、1回30分以上、1年以上」を目安に取り組みましょう。日光浴をすると、体内でビタミンDが生成され活性化するので、適度なウォーキングを習慣化するのがおすすめです。その際、のんびり歩くのではなく、姿勢をまっすぐにして歩幅を広くし、リズミカルに歩くようにしましょう。階段の上り下りや散歩の時間を増やすだけでも、骨にはよい効果があります。

また、骨を丈夫にするには、ジャンプのような衝撃や負荷の大きい運動が有効です。ただ、高齢になると、ジャンプで腰やひざを痛める可能性がありますので、**「背筋運動」**、**「片脚立ち」**、**「スクワット」**などの、衝撃や負荷が控えめな運動をするとよいでしょう。

11 睡眠前に心がけること

高齢になると睡眠が浅くなり、不眠で悩む人が多くなります。

睡眠不足が続くと、疲れがとれないだけでなく、免疫力を低下させたり、認知症リスクを上昇させるなど、将来の病気・寝たきりになる可能性が高まりますし、前述したとおり、肥満につながりやすくなります。

よく眠れていない人は、夜ぐっすり眠れるように工夫をしていきましょう。

眠れない原因で多いのは「自律神経」の働きが乱れていることです。自律神経は、代謝や呼吸、消化などの生命を維持する機能を、自分の意思とは関係なく刺激に反応して調整しています。たとえば、汗が出るのは自律神経の働きです。

この自律神経は、身体を活発に動かすときに働く「交感神経」と、身体を休めるときに働く「副交感神経」の2つに分かれており、朝から夕方までは交感神経優位、夕方から早朝までは副交感神経優位に働きます。

夕方以降は身体が休むモードに入りますので、いかに副交感神経を優位にしてリラックスして過ごすかで、睡眠の導入や質が変わってきます。

まずは、以下の4点に気をつけて見ましょう。

①就寝の3時間前に夕食とアルコール摂取をすませる

食べたものは2~6時間かけて小腸の末端へと到達します。ですので、消化する時間の確保のために、寝る3時間前までに消化の良い食べ物を食べておきましょう。アルコールも、体内で分解するときに交感神経が高まってしまうので、深い眠りのノンレム睡眠の妨げになってしまいます。

逆に、積極的に摂ったほうがよいのは、カフェインが入っていないお水やハーブティー、睡眠ホルモンのメラトニンの生成に必要な必須アミノ酸(トリプトファン)が多く入っている大豆、卵、乳製品、精神安定に働くカルシウムが多く入っている骨ごと食べられる魚や甲殻類です。

②ぬるめのお風呂にゆっくり入る

37〜39度のお風呂に15分以上浸《つ》かると、副交感神経に働き、心身がリラックスします。また、水圧の効果や温浴効果で血液やリンパ液の流れがよくなります。就寝の30分〜1時間前に入浴を終えておくのがおすすめです。

なお、化学合成成分を使っていない無香料・無着色の重炭酸イオンの入浴剤を使用すると、よりポカポカ温まります。

化学合成成分の入った入浴剤は、一部に、皮膚刺激やアレルギーの原因となったり、呼吸器系の刺激や悪影響を与える場合があるため（たとえば、香りの強い成分など）、体質によっては避けたほうが安心です。

一方、重炭酸イオンが含まれた入浴剤は、「血流をよくし身体の芯から温まりやすくなる」「代謝が活発になり体温が上がる」「筋肉痛や関節痛をやわらげ、リラックスできる」といった効果が期待できます。

③呼吸を整える

ゆっくりとした深い呼吸は心身をリラックスさせ、副交感神経を優位にして深い眠りを促してくれます。

効果が高いのは腹式呼吸です。まず、体内の空気をすべて吐き出します。吐きったら、お腹を空気で膨らませるようなイメージで鼻から空気を吸い込みます。お腹に空気がいっぱいたまったら、今度は口から少しずつ息を吐きます。吸ったときよりも長い時間をかけてゆっくりと吐き出すのがポイントです。

④部屋を暗くする

睡眠の質を左右するホルモンの一つに「メラトニン」があります。メラトニンは暗い夜間に分泌されます。寝る直前まで、部屋を明るくしてテレビを見たり、パソコンやスマートフォンを操作していると明るさの問題だけでなく、交感神経も優位になってしまいます。就寝の1~2時間前から準備していきましょう。

12 早朝に心がけること

朝は眠っていた体が目覚め、交感神経が働きだします。朝の過ごし方次第でその日の体調を良好に保ちやすくなりますし、早起きして規則正しい生活を続けることで、病気やけがをしにくい強い身体に変わります。

高齢の方ほど、今日からぜひやっていただきたいモーニングルーティンをご紹介します。

①コップ1杯程度（200～250㎖）の常温のお水をゆっくり飲む

朝起きたときに水を飲むことは、寝ているあいだに失われた水分の補給や血液濃度の調節、体内に溜まっている老廃物の排出を促すうえでとても重要です。さらには、胃腸の蠕動《ぜんどう》運動が活発になり、自然な便意が誘発されたり、水分によって便が柔らかくなりスムーズな排便が可能になります。

②朝日を浴びる

体内時計がリセットされ、自然な睡眠覚醒リズムが整います。その結果、夜には深い眠りを促し、翌朝スッキリとした目覚めを迎えることができます。また、脳内のセロトニン分泌が増加することで、気分を安定させ、ストレスを軽減する効果も期待できます。

さらに、日光浴によって、ビタミンDを皮膚で作ることができます。ビタミンDは、カルシウムの吸収を促進し、骨密度を向上させる効果があります。

最近では、免疫力を高めてインフルエンザや風邪を予防したり、転倒予防、筋力の強化、がん予防、花粉症などのアレルギー疾患の予防など、骨以外に対する有効性にも関心が高まっています。

1日30分〜1時間ほど紫外線に当たるのが理想ですが、比較的紫外線が弱い朝のほうが、肌へのダメージが少なく、白内障のリスクも減らすことができます。

③日光浴と同時に20～30分の散歩をする

高齢者の散歩には多くのメリットがありますが、歩き方や姿勢に気をつけることでより効果的に行うことができます。

まず、ストレッチ等の準備運動を行い、背筋を伸ばしてピンと立った状態で、普段よりも少し早めを心がけてできるだけ大股で歩きましょう。ひじを曲げて前後に十分に振ることで背中の筋肉も使うことができます。

継続して散歩を行うことで、運動不足が解消され、骨粗鬆症や肥満、生活習慣病の予防や改善効果が期待できます。また全身運動ですので、血液の循環が良くなり冷え性や肩こりの改善も期待できます。幸福ホルモンのセロトニンが活性化してストレス解消になったり、認知機能向上にもつながります。

④よく噛んで朝食を食べる

朝食を食べると「活動が始まる」という内臓への合図になり、体がスッキリ目覚めます。そして、よく噛むことが脳への血流を促進し、それが刺激となって脳の働きを活発にするため、脳の老化防止・認知症を予防する効果につながります。

また、消化酵素の唾液の分泌が活発になることで、消化によって胃腸にかかる負担が軽減するため、しっかり栄養を吸収できて全身の体力向上につながります。

⑤歌を歌う、歌を聴く

早朝に歌を歌うことにはいくつかのメリットがあります。

まず、早朝に歌うことで、心身ともにリフレッシュする効果があります。

朝の気持ちの良い空気とともに、自分自身の声を発することで、心身の緊張が解け、スッキリとした気分になることができます。

また、歌を歌うことによって、呼吸が深くなり、酸素が身体に行き渡ります。

これによって、身体の代謝が活発になり、脳の働きが活性化されます。さらに、歌を歌うことで、脳内のエンドルフィンが分泌され、ストレス解消や幸福感の増加につながるという研究結果もあります。

さらに、歌詞やメロディを覚える、リズムを取る、声を出すといった刺激が、脳を活性化し、記憶力の低下を防いだり、認知症の予防にもつながります。

大きな声で歌うことでストレスも発散でき、自律神経や血圧が安定する効果が期待できます。

13 サプリメントで足りない栄養を補う

私たちが日々口に入れるものとしては、食事、サプリメントのような補助食品、医薬品があります。何をどれくらい摂取するかについては個人差もありますが、全体としては、年齢を重ねるごとに食事量が減り、サプリメント、そして医薬品の摂取量が増える傾向があります。

薬を日常的に口にするのはよいこととは思いませんが、サプリメントは、日々の食事と組み合わせることで高齢者の健康の維持に役立ちます。

そこで、サプリメントの基本的な使い方や考え方をご紹介しておきます。

多くの人は、高齢になればなるほど食事量も品数も減り、生きていくために必要な必須の栄養素のバランスも崩れがちになります。

食事ですべての栄養がまかなえるのが理想ですが、必ずしもそうならないときには、サプリメントで効果的に栄養素を補っていくのも一つの手です。

とりわけ、次のような栄養素は、サプリメントで補うのが効果的です。

優先順位の高い順に、次の3つのタイプがあります。

①必須栄養素を補うもの

必須ビタミン、必須ミネラル、必須アミノ酸、必須脂肪酸などです。

代表的なのが、ビタミンD、ビタミンB12、亜鉛といった必須ビタミンや必須ミネラルです。これらが不足すると病気や寝たきりに直結します。

ビタミンDは、骨を丈夫にして筋力も向上させる働きがあります。また、免疫力の向上や認知症にも関わっています。

ビタミンB12は赤いビタミンとも言われ、赤血球をつくる造血ビタミンです。酸素や栄養素の運搬に関わるため健康維持には欠かせません。

亜鉛は、味覚を正常に保ったり、免疫にも関係しています。食事を楽しく美味しくするためには重要なミネラルです。

いずれも、魚や貝類、甲殻類の食材に含まれる栄養素なので、これらの食材が苦手だったり不足を感じている方は、積極的にサプリメントで補いましょう。

②副栄養素を補うもの

次に、厳密には直接的に身体をつくっている栄養素ではないものの、それをサポートしている食物繊維（腸を整え排泄を促したり、血糖値の上昇を抑えたりする）や、乳酸菌（コレステロールの低下や免疫機能を高める）のような微生物です。摂取した栄養素を体内でうまく活用していくためには、こうした「副栄養素」の存在が不可欠です。

とくに、野菜に多く含まれる食物繊維は多くの人が足りていないため、食事ですべてまかなうのが難しい場合はサプリメントで補うとよいでしょう。

③機能別栄養素を補うもの

機能別栄養素とは、身体に特定の効果をもたらす栄養素のことです。

たとえば、高齢者は、紫外線やストレスなどによって、活性酸素が増加し、老化が進みますので、活性酸素を除去する抗酸化物質を摂取したほうがよいです。抗酸化物質には、カロテノイド、フラボノイド、ポリフェノールなどがありますが、不足分を補うには、これらを含むファイトケミカルのサプリメントが役立ちます。ファイトケミカルは、野菜や豆類、芋類、海藻などの植物性の食品から発見されている、身体の生理的機能を活性化させる注目成分です。

また、きのこ類には、機能性栄養素としてβグルカン、エルゴステロール、ビタミンD、セレン、カリウム、銅、亜鉛などが含まれています。これらの成分は、免疫力の向上やがん予防、骨粗鬆症予防、高血圧や動脈硬化の予防、血糖値の調整などの効果があるとされています。

とくに、βグルカンは、免疫細胞を活性化させ、がん細胞やウイルスなどの異物に対する免疫力を高めますので、きのこを食べる機会が少ない人は、サプリメントを利用してみてもよいでしょう。

なお、食事にせよ、サプリメントにせよ、栄養素はさまざまな成分を組み合わせて摂ったほうが効果が高くなります。

ですので、サプリメントを選ぶときも、特定の機能を求める場合は別として、単品成分のものより、**「マルチビタミン」や「マルチミネラル」、「複数のファイトケミカルを含むサプリメント」**など、一種類のサプリメントにさまざまな栄養素が入っているものがおすすめです。

栄養素ごとに別々のサプリメントを用意するとたくさん飲まないといけなくなりますし、その分多くの添加物を摂取することにもなります（サプリメントの添加物はゼロにできませんが、少ないものを選ぶことはできます）。

column

体内でつくりだせない「必須栄養素」とは？

必須栄養素とは、体内でつくりだすことができないか、つくっても必要量が足りないもののことを言います。

たとえば、次のようなものがあります。

・ビタミンAやビタミンCといった必須ビタミン
・ナトリウムやカリウムといった必須ミネラル
・トリプトファンやバリン、ロイシン、イソロイシンといった必須アミノ酸
・EPAやDHAといった必須脂肪酸

必須栄養素の中には不足すると欠乏症が現れるものもあるため、1日の栄養バランスを考え、食事でまかなえない栄養はサプリメントなどからバランスよく取り入れることが望ましいです。

また、同時に腸内環境改善にも取り組みましょう。必須の栄養素を摂取しても、腸内から効果的に吸収できなければ、効果を実感できないのです。

14 自分にあったサプリメントの選び方

サプリメントについては、「必要なもので定期的に摂取している」という肯定派の方、「不必要でできれば摂取したくない」という否定派の方、「知識がないし、詳しく聞いたこともないからよくわからない」という方の、3パターンに分かれると思います。

私が医療や介護、薬学に携わってきた30年あまりの経験から言えるのは、「**良質なサプリメントを正しく活用すれば、病気や寝たきりは予防もしくは軽減できる**」ということです。

知識がないために、サプリメントの使用に不安を感じる方もいらっしゃるので、ここでサプリメントの選び方のポイントをご紹介します。

①有効成分の含有量が全成分表示してあるかどうか

有効成分の含有量の明記がないものや一部の含有量の明記しかないものもあります。やましいことがなく製品力に自信のあるメーカーは、全成分含有量表示をしています。サプリメントは加工食品の一種で見た目で判断することが難しいため、商品パッケージの裏面の原材料と栄養成分表示を必ずチェックしましょう。

②安全性と過剰な添加物が含有されていないかどうか

成分を均一にする、粒を固めるなど、安定した品質の製品を供給する目的から、サプリメントには保存料、乳化剤、着色料、香料などが含まれています。

しかし、少ない有効成分をデンプンや乳糖、オリーブ油などでカサ増ししていたり、人体に有害な添加物や人工甘味料を使用している製品もかなり多くあります。長く飲み続けるのであれば、安全性もチェックしましょう。

たとえば、サプリメント1粒が500㎎の錠剤を考えてみましょう。

有効成分の含有量をみるとビタミンＣが２００㎎と記載され、それ以外の有効成分はありません。では、残りの３００㎎は何かといえば、添加物です。

添加物には、デンプンだったり、錠剤を固めるセルロースだったり、着色料や保存料などさまざまなものがあります。良質なサプリメントは、添加物を最小限にして有効成分が大部分を占めています。

③継続できる適正な価格がどうか

サプリメントは食事と同様、不足の栄養素を毎日摂取して体質を改善していくものです。有効成分がたくさん含まれ安全性が高くても、継続できなければお財布の健康を失います。広告費がたくさん使われているサプリメントや原価率が低いサプリメントは、消費者にとって適正購入価格ではありません。複数社のサプリメントと比較して最適価格の商品を選びましょう。

15 サプリメントの適切な摂取量とは？

サプリメントを使うときに、どれくらい摂取すればよいのか悩んでしまう方も多いようです。**理想のサプリメントの摂取の仕方は、自分が食事からどれくらい各栄養素を取れているか把握し、不足分をサプリメントから補うことです。**

たとえば、食事だけで、毎日の必要なカルシウム量を摂取することが難しいとき、サプリメントを活用して補う場合を考えてみましょう。さまざまな栄養素のなかでも、カルシウムの慢性的な欠乏症は問題になっています。

厚生労働省の「日本人の食事摂取基準（2020年版）」では、1日のカルシウム摂取量として、75歳以上の男性700㎎、女性600㎎が推奨されています。

けれども、実際の摂取量は、男性５６１㎎、女性５２５㎎と、かなり少ない結果になっているのです（厚生労働省「令和元年　国民健康・栄養調査報告」より）。

これをサプリメントで補う場合、サプリメントの吸収率は30～50％と仮定すると、平均で３００～４５０㎎の摂取が必要です。

複数社のカルシウムのサプリメント見比べてみると、あるメーカーでは「１日２粒２００㎎を目安に摂取してください」、別のメーカーでは「１日４粒５００㎎を目安に摂取してください」というように説明がまちまちだったり、広告やパッケージで「たっぷり含有」「１日量が摂取できる」などと書かれています。

しかし、栄養素は食事からも摂ることが前提なので、食事からの摂取量を考えずにメーカーの目安通りにサプリメントを摂取しても、必要量に満たないこともあります。ですから、１錠あたり何㎎含有していて何錠飲めば必要量が足りそうか、確認してから飲むのがベストです。

ちなみに、性別・年齢別の１日の必要カルシウム量は次のとおりです。

・30〜74歳：男性　750mg／女性　650mg
・75歳以上：男性　700mg以上／女性　600mg以上

適切な摂取量についての考え方は、サプリメント以外の補助食品でも同じです。野菜不足を青汁や酵素ドリンクで補おうとしても、青汁は数種類の葉物野菜を粉末にしているケースが多く、厚生労働省が推奨する1日350gの野菜（うち緑黄色野菜120gを含む）にはとうてい足りません。また、野菜と果物で作る酵素ドリンクには、摂取したいビタミンCやビタミンAの含有表示がありません。

必須のビタミン13種類のうち、野菜からメインで摂れるビタミンは4種類程度です。残りの9種類の必須ビタミンは、肉や魚、レバー、ウナギ、大豆、卵などから摂る必要があります。

一つの補助食品ですべての栄養素と必要量をまかなうことはできません。基本は1日3食の食事です。そこで足りていない必須の栄養を補助食品で優先的に補い、サプリメントを病気や寝たきりの予防に活用しましょう。

第3章

「食べ方」で老いをゆるやかにできる

① 脳が喜ぶ食べ方から、身体が喜ぶ食べ方へ

食欲は生理的欲求の土台にあるものです。

その食欲を最も満たすのが、「脳が喜ぶ食べ方」です。

けれど、寝たきりや大きな病気をしないようにするには、「脳が喜ぶ食べ方」を「身体が喜ぶ食べ方」にシフトしていくことが必要です。

脳が欲しがるものは、いつも身体によいとは限らないためです。

脳は主に脂質とたんぱく質で構成されていますが、そのエネルギー源は糖質であるブドウ糖です。脂質もたんぱく質も身体を機能させるエネルギー源ですが、脳を正常に働かせることができるメインのカロリーはブドウ糖です。

1日に消費する基礎代謝の約20％が脳のエネルギー消費によるものです。ブド

ウ糖が不足すると脳はエネルギーをつくることができず、思考力・集中力・やる気の低下を招き、イライラするなどストレスを感じます。

そのような状態で、糖質の中でも砂糖や甘味の強い人工甘味料を摂取した場合、脳内でドーパミンという快楽物質が放出します。人工甘味料については、エンドルフィンという快楽物質も放出されます。

これが、いわゆるシュガー中毒で、砂糖や人工甘味料をやめられなくなる仕組みです。脳が興奮して、もっともっとと、ブドウ糖を欲しがる状態です。

高齢になると、食べられる絶対量が減ったことで、好きなものだけを食べる傾向があります。そこで脳が欲しがる甘いものでお腹をいっぱいにしてしまうと、身体に必要な他の栄養素がとれない状態になります。

それでも脳は砂糖を欲しがるので、だんだん、砂糖の摂取量が増えていきます。

こうして糖質に偏った食事は、肥満、糖尿病、骨粗鬆症など、さまざまな病気を引き起こす原因になりますので、栄養バランスを整えていくことが必要です。

糖質に偏りがちな食事を正常に戻す方法は次のとおりです。

①加工食品の原材料に「砂糖」と記載があるものを、3日間断つ。できたら5日、7日と期間を伸ばす。

②1日3食、糖質（穀類、芋類、野菜）、脂質（オリーブオイル、オメガ3系脂肪酸、チーズ）、たんぱく質（赤身の肉、魚、大豆、卵）のカロリーバランスを整え、血糖値を安定させる。

③間食には、果物やドライフルーツ、ナッツ類、芋類など、自然食品を摂る。

④充分な睡眠と適度な運動をする。睡眠と運動は、食欲に関係するホルモンをコントロールする。朝は日光を浴びて、夜はストレッチをする。

食事はバランスが重要です。糖質は脳を働かせるために必要ですが、たんぱく質、脂質とともにバランスよく摂ることで、健康な体を維持できるのです。

この章では、「身体が喜ぶ食べ方」について具体的に解説していきます。

② 水分補給で良い飲料と悪い飲料

私たちの身体は男性は約60％、女性は約55％が「体液」と呼ばれる水分でできています。体重70kgの男性は約42L、体重50kgの女性は約28Lもの水分を体内に蓄えていることになります。まさに人間は水でできていると言ってもよいでしょう。

体液には、血液、リンパ液、消化液、組織間液（細胞と細胞のあいだを満たしている水）などがあり、私たちの生命に関わるさまざまな役割を果たしていますが、とくに重要な役割は3つあります。

一つ目は、呼吸で取り入れた酸素や食事で摂った栄養素を細胞に届け、老廃物を尿として体外へ排泄することです。

二つ目は、皮膚への血液の循環を増やし、汗を出して体温を一定に保つことです。

三つ目は、新陳代謝がスムーズに行われるように保つことです。正常な代謝が維持されることで、免疫力も向上し、病気やけがから回復する力も強まります。

けれども、実際には年齢を重ねるほど、水分補給をしにくくなり、脱水症になりやすくなります。主な理由は次の5つです。

①水分を保持できる筋肉量が減り、体内に蓄えられる水分量が約10％減る
②食事量の減少や嚥下困難が生じ、水分摂取量が自然と少なくなる
③感覚機能の低下から喉《のど》の渇きに気がつきにくくなる。認知症の初期症状が出ている方にも多く、長時間、水分摂取そのものを忘れてしまう
④糖尿病、頻尿、下痢など、排泄障害がある場合、排泄が過剰になる
⑤高血圧により降圧剤を服薬している場合、塩分や水分を体外に出す利尿作用を含んでいる医薬品があり、脱水症の原因になる

したがって、喉《のど》が渇いたと感じなくても、定期的に水を飲むことを習慣にすることが非常に大切です。何時間おきに飲む、あるいは何時になったら飲むと決めてしまって、1日分の必要量を数回に分けて飲むようにしましょう。

とくに、1年の中でも、冬場は乾燥しやすく、夏場には汗をかいて水分を排出しやすくなるため、水分補給がより大事になります。

厚生労働省の「日本人の食事摂取基準(2020)」によれば、生活活動レベルが低い集団の場合、1日に必要な水分量は2・3〜2・5L程度と推定されています。

活動量には個人差がありますが、あまり運動などしていない方であっても、毎日最低でも2・5Lは飲むことを心がけましょう。

汗をかいた場合は、水分と一緒にビタミンやミネラルも排出してしまっているので、マルチビタミンやマルチミネラルなどのサプリメントも一緒に摂取すると、より安心です。水以外の飲み物では、ノンカフェインのお茶やハーブティーなどが望ましいです。

逆に飲まないほうがいいのは、アルコールとカフェイン飲料です。これらは、飲んだ量の1・1倍、つまり飲んだ量よりも多く、身体から水分が出ていく利尿作用があります。

アルコールは、体内で分解するときに水分が必要なため、より脱水が進みます。心筋梗塞や脳梗塞が朝に起こりやすい理由は、前日に飲んだアルコールの利尿作用や夜間睡眠時にかく汗により、血液がドロドロになって固まりやすくなるためです。飲酒前や飲酒中、飲酒後には、こまめにお水を飲むようにしましょう。

コーヒーや紅茶、緑茶、エナジードリンク、栄養ドリンク、炭酸飲料などは、カフェインを多く含んでいます。頭が冴えて眠気が覚めたり、集中力や活力が向上したりしますが、利尿作用により腎臓の血管を拡張させて老廃物と一緒に体内の余分な水分を排出します。それ以外にも、睡眠の質を下げたり、鉄の吸収を阻害したりする性質があり、中毒量や致死量も設定されているため注意が必要です。

なお、スポーツドリンクは一見よさそうに思えますが、糖分を多く含んでいるため、日常的な水分補給には向きません。

③ 食事の中心は「たんぱく質」にする

私たちが生きていくためにする食事の一番の目的は、カロリーを摂取してエネルギー源を確保することです。

カロリーとは、糖質、脂質、たんぱく質です。

ただ、前にも述べたとおり、最初に糖質を摂取してしまうと、その後の良質なたんぱく質や脂質の摂取が少なくなってしまいます。

もっとも悪い例が、〝糖質だけ食べ〟です。ご飯だけ、パンだけ、パスタだけ、ラーメンだけ、うどんだけ、そうめんだけ食べが、ほぼ糖質のみでお腹がいっぱいになってしまう問題になる食べ方です。

じつのところ、**食事で一番心がけなければならないのは、たんぱく質を確保す**

る、すなわち肉や魚などのおかずをしっかり食べることです（ちなみに、たんぱく質は英語でプロテイン〈Protein〉といいます。これはギリシャ語の「最も大切、第一の」という意味のprōteiosという言葉が語源となっています）。

たんぱく質は、筋肉や臓器、肌、髪など体を構成する要素として重要な〝構造たんぱく〟と、数千種類とも言われている体内で作られる消化酵素や代謝酵素、抗酸化酵素などの酵素や、数百種類あるホルモンや免疫抗体など機能的な要素として重要な〝機能たんぱく〟があり、私たちの身体そのものをつくっている大切な栄養素でもあります。

1日で摂取するたんぱく質・脂質・炭水化物のうち、たんぱく質は全体のカロリーの13～20％程度になるように調整しましょう。

たんぱく質の量で見る場合は、体重1kgにつき1日1・2～1・5gが目安です（体重60kgなら1日72～90g）。

たんぱく質が効果的に摂取できる食材は、肉、魚、大豆、卵、乳製品、一部た

■ 100gあたりのたんぱく質と脂肪の含有量（単位：g）

鶏肉			豚肉			牛肉		
部位	たんぱく質	脂肪	部位	たんぱく質	脂肪	部位	たんぱく質	脂肪
ささみ	24.6	1.1	ヒレ肉	22.2	3.7	ヒレ肉	19.1	15.0
むね肉（皮なし）	24.4	1.9	もも肉	20.5	10.2	もも肉	19.2	18.7
もも肉（皮なし）	22.0	4.8	ロース	19.3	19.2	肩ロース	13.8	37.4
むね肉（皮あり）	21.3	5.9	肩ロース	17.1	19.2	サーロイン	11.7	47.5
手羽（皮あり）	23.0	10.4	バラ	14.4	35.4	バラ	11.0	50.0
もも肉（皮あり）	16.6	14.2						

おすすめ部位

ウェブサイト「カロリーSlism」の数値を使用

んぱく質含有の高い野菜（ブロッコリー、アスパラガス）などです。

おかずの中心になるいずれのたんぱく質も、糖質はほぼ含まずたんぱく質と脂質の栄養成分構成になっています。そこに、糖質メインの主食が適量入るとカロリーバランスが良くなるのです。

注意が必要なのは、肉の場合、部位によって栄養価が劇的に変わってしまう点です。

上の表は、肉100gあたりのたんぱく質と脂肪の含有量を、部位別にまとめたものです。たんぱく質と同等かそれ以上に脂肪を含む部位があるのがわかります。

鶏肉は、ほぼすべての部位でたんぱく質含有が多くなっています。

豚肉については、ヒレ肉、もも肉は効果的にたんぱく質を摂取できるでしょう。

牛肉については、たんぱく質含有の高いヒレ肉でさえ脂肪とほぼ同等の量になってしまっています。

脂肪量を減らしてたんぱく質を摂るという観点からすると、お肉ならばなんでも良いというわけではないので、注意してください。

4 肉好きと魚好きはどっちが長生きする？

たんぱく質を摂れる食材はいろいろありますが、そのなかでも効果的なたんぱく食材は、肉と魚です。食事のとき、このどちらかをメインのおかずにしている方は多いでしょう。

日本食といえば魚を中心とする食事のイメージがありますが、ここ20年間ですべての年代において魚の消費量が減り、肉の消費量が増えている状態です。主に、肉のほうが調理が簡単だったり、魚は骨があって食べにくいといった理由です。

どちらの食材でもたんぱく質は摂取できるので、好きなほうを食べればよいように思えますが、肉と魚では脂肪の内容に大きな違いがあります。

結論からいえば、**肉に偏りすぎないように注意する必要がある**のです。

とくに気にしてほしいのは牛肉です。

私たち人間の平均的な体温は36・5度です。ところが、牛の体温は40度近いと言われており、牛の脂肪は、常温や人間の体内では固まりやすくなります。

一方、魚は変温動物で、体温は水温と同じ15〜20度と言われています。ですので、魚の脂肪は、室内の常温や人間の体内で固まりにくいのです。

缶詰を比べてみるとわかるのですが、ツナ缶は常温で開けると油が溶けているのに対し、牛肉の焼き肉の缶詰を常温のまま開けると固まっています。牛肉のほうは熱を入れないと溶けません。

ですから、肉食中心の方は、内臓や血管や皮下で脂肪が固まっている可能性がでてきます。

また、焼肉や牛丼に使われる牛肉のカルビのカロリーは、100gあたり371キロカロリーです。たんぱく質は約14g、脂質は約33gです。この脂質約33gの中身は、中性脂肪やコレステロールが上昇する飽和脂肪酸を13g含有しており、食べすぎると生活習慣病を引き起こす可能性があります。

一方、サバは100gあたり195キロカロリーです。たんぱく質は約20g、脂質は約12gです。この脂質約12g中、飽和脂肪酸は3g程度しか入っていないため、中性脂肪やコレステロールが上がるというリスクはありません。

しかも、**魚には魚からしか摂取ができない、健康を維持するうえでとても重要な脂質が含まれています。それは、オメガ3脂肪酸（EPAとDHA）です。**

EPAとは「エイコサペンタエン酸」、DHAとは「ドコサヘキサエン酸」の略称です。主に、サバなどの青魚の油に多く含まれ、体内でほとんど合成することができない「必須脂肪酸」の一種です。

EPAは、血液の性状をサラサラに保ち、血栓をできにくくしたり、脂質異常症を予防することで、動脈硬化や心筋梗塞、脳梗塞を予防する働きがあるとわかってきています。

DHAは、脳や網膜などの神経系に豊富に含まれている栄養素であることがわかっていて、脳の発達や認知症予防にも効果があると期待されています。

さらに、魚にはビタミンDが豊富に入っています。ビタミンDは、カルシウムの働きをサポートして歯や骨を強化したり、最近では脳や腎臓、腸管、神経、心臓などにも入り込み、いろいろな調整役をしながら多くの機能に関わっていて、免疫細胞を増やす働きにも注目されています。


ですので、1週間の食事のうち、おかずを魚にする割合が50%を越えるように実践しましょう。


魚の調理が面倒な方は、サバ缶やツナ缶を上手に活用するとよいでしょう。

ただし、サバ缶は、水煮缶以外は大量に砂糖が入っているので摂取量に気をつけてください。

ツナ缶は、水煮やノンオイル・オイル無添加のほうがカロリーを抑えられます。油漬けは、良質な油から安価な油までさまざまな油を含有していますので、原材料とカロリーを確認して摂取に気をつけてください。

5 筋肉を効果的につける食事とは

前項で述べたとおり、たんぱく質が効果的に摂取できる食材は、肉・魚・大豆・卵・乳製品などです。

たんぱく質が消化・分解されるとアミノ酸になります。

アミノ酸は20種類ありますが、特に体のなかでつくりだすことができない必須アミノ酸9種類に筋肉をつくる反応を活性化させる作用があります。

なかでも、バリン、ロイシン、イソロイシンは、分岐アミノ酸（BCAA）と呼ばれ、筋肉のたんぱく質中の必須アミノ酸の約35％を占めるといわれています。

BCAAを多く含む食材は、豚肉（ヒレ、もも）、鶏肉（むね、ササミ、もも）、牛肉（肩、ヒレ、もも）、イワシやアジの干物、マグロやカツオの赤身魚、鮭、サバなどです。

前項で、脂肪の質の観点からおすすめしなかった牛肉ですが、筋肉をつくる反応を活性化させる意味で効果を期待できます（食事から十分なたんぱく質を摂れない場合は、手軽に効率よく摂取できるプロテインを利用する方法もあります。BCAA含有の高いホエイプロテインがおすすめです）。


ただし、たんぱく質を摂っただけでは、効果的な筋肉の合成にはなりません。**とくに重要なビタミンに、ビタミンB6とビタミンCの2つがあります。**

ビタミンB6は、たんぱく質を分解してエネルギーに変え、分解されたアミノ酸が筋肉、血液、皮膚、髪、ホルモン、抗体などのたんぱく質に再合成されるのを手助けするので、たんぱく質を多くとるほどビタミンB6の必要量が増えます。

ビタミンB6は、肉や魚介、レバーなどの動物性食品に多く含まれ、熱に強いので加熱調理してもほとんど壊れませんが、水に溶け出しやすいので煮汁ごと食べられる調理がおすすめです。

次にビタミンCは、コラーゲンというたんぱく質の合成に不可欠なビタミンです。身体をつくるたんぱく質の1／3はコラーゲンで、血管、筋肉、骨、皮膚などの細胞をつなぎ、丈夫に保ち、傷や炎症などの治りを早くします。

野菜や果物から摂取できますが、水に溶けやすく、熱に弱く、3分以上ゆでると量が半減するため、1日必要量の5倍量を摂るとよいと言われています。

調理法と味付けにも注意が必要です。

調理法で最もカロリーを低くできるのは「ゆでる」ことです。その次に「網焼きにする」「蒸す」「煮る」がきて、「炒める」「揚げる」は高カロリーになります。

せっかく高たんぱく質な食材と部位を選んでも、炒めたり揚げたりしてしまうと、一気に脂質のカロリーが増えてしまいます。

とくに、揚げ物は小麦粉やパン粉をまぶして油を吸わせるので、相当な脂質のカロリー増になります。脂質は1g9キロカロリーですので、大さじ1杯の油は135キロカロリー、大さじ2杯の油は270キロカロリーです。

また、味付けにも注意が必要で、揚げ物と炒め物に糖質や脂質の高い味付けをしてしまうとさらにカロリーが増えてしまいます。

たとえば、唐揚げにソースやマヨネーズ、豚カツにソース、チキン南蛮にタルタルソースなどです。脂の多い食材を、油で揚げて、油の味付けをすると3重の油で超高脂質な食べ物になります。

肉や魚の調理はシンプルに、蒸したり、焼いたり、ゆでたりして、味付けもシンプルに塩胡椒を少々、わさび醤油など、素材の味を楽しみましょう。

最後に、就寝前に20～30ｇのたんぱく質を摂取すると、睡眠中のたんぱく質合成を活発にするという研究報告もあります。

睡眠中には筋肉の合成に欠かせない成長ホルモンの分泌が活発になるほか、良質な睡眠を左右するメラトニンもたんぱく質から合成されるホルモンですので、良い効果が期待できるでしょう。

6 主食はパンではなくご飯にしよう

日々の食事には、たいてい主食が含まれています。

脂肪量を増やさないためには、主食を「ご飯」に変えることが望ましいです。

主食とは、主にエネルギーの供給源になる炭水化物のことで、ご飯やパン、もち、うどん、そうめん、そば、パスタ、ラーメンなどがよく食べられています。

主食はその多くが穀物が原材料になっていますが、「お米」と「パン」「麺類」には大きな違いがあります。

それは、「お米」が原材料そのものであるのに対し、小麦を原材料とする「パン」や「麺類（そばは除く）」は、小麦粉そのものではなく、いろいろな原料が加えられて加工されているということです。

■食パンとご飯の栄養価比較（100g あたり）

	食パン	ご飯
エネルギー	263kcal	168kcal
たんぱく質	9.3g	2.5g
脂質	4.4g	0.3g
炭水化物	46.7g	37.1g
食塩	1.3g	0g

ウェブサイト「カロリー Slism」の数値から算出

たとえば、食パンの原材料を見てみると、「小麦粉、砂糖、マーガリン、バター、パン酵母、食塩、発酵種、植物油脂、乳化剤、香料」などが一般的です。何もつけず食パンだけで食べても甘みがありますが、それは小麦ではなく、砂糖の甘さです。

また、水分が少ないことから一度にたくさん食べやすく、ご飯と比べて腹持ちがよくないのも特徴です。

上の表で、ご飯と食パンのカロリーの違いを見てみましょう。

同じ100gで比較すると、食パンのほうがだいぶカロリーが高く、炭水化物、脂質、食塩が多いことがわかります。

ここに、ジャムや蜂蜜、バターやマーガリンをぬって食べると、カロリーはほぼ糖質と脂質になってしまいます。食パンに限らず、ふっくら、もちもち、サクサクしているパンには、砂糖、バター、マーガリン等が使われており、食事というよりはお菓子に近い食べ物です。

また、**ご飯食とパン食では、一緒に食べるおかず類や飲み物にも差が出ます。**

ご飯のおかずとしては、大豆たんぱく質の摂れる味噌汁、刺身や焼き魚などの魚料理、煮物やシンプルな野菜料理など、油を使わない料理が相性がよいです。

一方、パン食だと、砂糖入りのコーヒーやカフェラテ、野菜ジュースやフルーツジュースといった糖質メインの飲み物、油を使った洋風料理がおかずになることが多くなります。

フルーツジュースは果汁なのだからフルーツと同じと思う方もいるかもしれませんが、フルーツと違って食物繊維を含まず、本来含まれている栄養素についても、種類も量も一部しか残っていません。しかも、食べるより飲むほうが一度にたくさん摂取できるため、糖分が過剰になりやすいという問題もあります。

こうしたことから、パンを主食にするとどうしても栄養バランスが偏りがちなため、日常の食事ではご飯を主食にするほうが具合がよいのです。

しかし、**それでもパンを主食にしたい場合は、必要な栄養素が摂れるものや、抑えめにしたい栄養素が少ないものなど、栄養素に留意して選ぶとよいでしょう。**たとえば、バターや牛乳を使用しないチャパタや同じく低脂肪のベーグルなどであれば、脂質を抑えられます。

また、小麦粉をまるごと粉状にした全粒粉は、食物繊維やミネラルの栄養価が高く、香ばしい風味と歯応えのある食感が特徴でおすすめです。

低カロリーで最もおすすめのパンは、フランスパンです。小麦粉や塩、水、イーストのみで作られ、バターや砂糖、乳製品は使用していないため1切れ約70キロカロリーとてもヘルシーです。他のパンと比べて外側が固く、たくさん噛んで食べる必要があるため、あごの強化、唾液の分泌、少量でも満足感を得やすいというメリットもあります。

なお、小麦製品に関しては、グルテンによるアレルギー症状が出る方もいます。グルテンによるアレルギー症状は、アトピーや喘息《ぜんそく》など目に見えてわかるアレルギー反応もあれば、原因不明の頭痛や腹痛、倦怠感、肌荒れなどのアレルギーと自覚しにくい症状もあり、人口の数％が罹患《りかん》していると言われています。

心当たりのある方は、ライ麦、米、大豆、ふすまなど、小麦以外の原料でつくられたパンも、栄養価が高く、低カロリーで人気なので、チェックしてみるとよいでしょう。

毎食、主食を食べるとすると、1日3回で1ヶ月に90回にもなりますが、その内容を意識している人はあまりいません。食事に無頓着な方は、記録をつけて振り返ることをおすすめします。

⑦ 冷やご飯が健康に良い理由

高齢者の方で、太ってきたり、生活習慣病（糖尿病や高血圧、脂質異常症など）になったことで、「食事を制限しましょう」とお医者さんに言われ、主食の量を少なめにしている方は多いです。

けれども、お腹いっぱい食べられないのは、ものたりないものですね。

前にも述べましたが、腹持ちを考えれば、主食は断然パンよりご飯です。

さらに、**「難消化性デンプン（レジスタントスターチ）」**をたくさん含んでいる食物を摂るようにすると、満足感を得やすくなります。

「レジスタントスターチ（難消化性デンプン）」とは、「レジスタント＝消化しにくい」、「スターチ＝デンプン」の意味で、糖として吸収されにくいデンプンのことです。

主食となりやすい、ご飯やパスタ、うどん、そば、芋類などの炭水化物にも含まれていますが、とくに多く含まれている食材は、**長芋、いんげん豆、小豆、大麦**です。いずれもご飯との相性がよいため、一緒に炊いても美味しく食べられ、その分食べるお米の量を少なくすることができます。


レジスタントスターチを含む食事で満足度が高くなるのは、食物繊維と同じ働き、あるいはそれ以上の働きをする成分だからです。

食物繊維とは、ヒトの消化酵素によって消化されない、食物に含まれている難消化性成分の総称であり、大きく分けて**「水溶性食物繊維」**と**「不溶性食物繊維」**の二つがあります。

レジスタントスターチはこの両方の機能を備えています。


水溶性食物繊維の主な機能は次の4つです。

・胃腸内をゆっくり移動するので、お腹がすきにくく、食べすぎを防ぐ
・糖質の吸収をゆるやかにして、食後血糖値の急激な上昇を抑える
・胆汁酸やコレステロールを吸着し、体外に排泄する
・腸内細菌の発酵をうけやすく、乳酸菌などの有用菌の増殖を促進し腸内環境を改善する

不溶性食物繊維の主な機能は次の2つです。

・胃や腸で水分を吸収して大きくふくらみ、腸を刺激して蠕動《ぜんどう》運動を活発にし、便通を促進する
・消化管内の不要物の排出を促進する

さらに、レジスタントスターチには、「冷やすと増える」性質があり、**炊きたてのご飯をしばらくおいて冷ました場合、1・6倍に増加します。**

今の高齢の方が健康長寿を実現できているのは、昔は冷えたご飯を食べる機会

が多かったからではないかと私は考えています。

他にも、パスタは1・2倍、うどんは1・8倍、じゃがいもは2・5倍、さつまいもは3倍程度増えるという研究結果があります。

ですので、「難消化性デンプンを多く含む食物」を、できれば「冷やして」食べることが、脂質や糖質を増やさずに、満足感を得られる食べ方です。

なお、「冷やす」というのは、常温程度と考えてください。

レジスタントスターチは1時間以上、常温で冷ますと増えます。最も効果を発揮する温度は4〜5度と言われているので、冷蔵庫で冷やすことも効果的です。

おにぎりをつくって1時間以降に食べるとちょうどよいでしょう。

ここにたんぱく質の具材を入れて、食物繊維やミネラルが豊富な海苔で巻いて食べると、よりパワーアップします。

また、いったん冷蔵や冷凍したものを、レンジや湯煎、温かい汁物をかけて戻してもレジスタントスターチの効果は得られますが、冷凍よりは冷蔵を再加熱したほうがよい

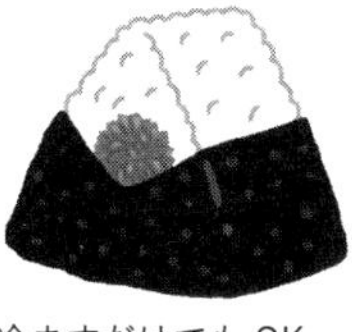

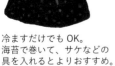

冷ますだけでもOK。
海苔で巻いて、サケなどの
具を入れるとよりおすすめ。

と言われています。
レジスタントスターチで期待される効果には、つぎのようなものがあります。

・腸の有害物質の除去、腸内細菌を増やす、免疫力アップ
・便秘や下痢の改善、大腸がんのリスク軽減
・ダイエット効果、内臓脂肪の燃焼
・血糖値の上昇抑制による糖尿病予防
・骨粗鬆症の予防
・うつ病の予防と改善
・美肌効果

8 目的をもっておやつを食べる

「おやつ」は漢字で「御八つ」と書きます。

江戸時代は、食事は1日2食でしたが、畑仕事の合間に体力維持のために午後2時〜4時の休憩時に間食を摂っていたそうです。その午後2時〜4時までの時間を指す江戸時代の言葉が「八刻（やつどき）」と読んでいたことから、丁寧語の「お」をつけて「おやつ」と呼ぶようになったそうです。

おやつというと、「太る」と思う人もいるかもしれませんが、高齢者にとってのおやつは、目的と役割を明確にすればメリットにもなります。

①夕食の食べすぎを防ぐ

食事と食事の間隔は、4~5時間が理想的とされていますが、昼食と夕食が7~8時間以上空いてしまうときは、軽めのおやつを摂ることで、次の食事のドカ食いを防ぐ効果があります。

②不足の栄養を補う

加齢にともなう歯や胃腸の機能、食欲の衰えによって、十分な食事ができないときに、朝昼晩の食事以外で足りない栄養素をこまめに分けておやつで補います。特に、たんぱく質、ビタミン、ミネラル、食物繊維などを摂れる食品の摂取を心がけましょう。

・たんぱく質のおやつ…チーズ、ヨーグルト、卵、豆類

チーズは加工されたプロセスチーズではなくナチュラルチーズ、ヨーグルトは砂糖の入っていないギリシャヨーグルトがおすすめです。いずれも発酵食品ですので、便秘や腸内環境の改善を期待できます。卵は、完全栄養食ですので1日2

～3個食べても問題ありません。豆類では特に枝豆が最強で、高たんぱく、高食物繊維であり、ビタミンCも豊富で健康にも美容にも効果があります。

・ビタミンのおやつ…果物、野菜（緑黄色野菜含む）

果物は、食物繊維、ビタミンC、カリウムが豊富に入っているので、腸内環境改善、老化防止、むくみや高血圧の予防につながります。一度にたくさん食べるのではなく、みかん1個、りんご1／3個、いちごは4～5個程度をこまめに食べましょう。野菜では、とうもろこしや芋類がおすすめです。食物繊維が豊富で腹持ちも良く、便通も良くなります。

・ミネラルのおやつ…昆布、わかめ、小海老、小魚

昆布やわかめは、カリウムや食物繊維が豊富です。腸内環境改善、むくみや高血圧予防につながります。小海老や小魚は、骨ごと食べられるため、カルシウムを多く摂ることができ、骨粗鬆症や骨折、転倒の予防につながります。

③不足の水分を補う

食事量が減ると、食事に含まれる水分の摂取量も減ってしまいます。不足した水分を水だけで補うのが難しい場合、水分の多いゼリーやプリン、果物などで補給してもよいでしょう。また、摂りすぎは問題になりますが、塩分の効いた昆布やあたりめ、高カカオのチョコレートやようかん、おせんべいなどを食べると、喉《のど》が乾くため積極的に水分を摂りやすくなります。

④ストレス発散

好きなものだけを食べつづけては不健康になりますが、食事とおやつで栄養素のバランスを考えたうえであればOKです。ご家族やお友達とおしゃべりをしながらのおやつは楽しいものです。毎日の生活のなかに楽しみを持つと、脳の活性化にもつながります。

次に、甘いおやつを食べるときの注意点です。

・食べる時間帯を選びましょう。理想は脂肪になりにくい12時〜15時、避けたいのは22時〜26時の深夜です。
・極度の空腹状態を避けましょう。極度の空腹で甘いものを摂取すると、血糖値スパイク（食後に血糖値が急上昇・急降下すること）が起こり、インスリン分泌で脂肪を溜め込みやすくなります。
・砂糖以外の糖質量が15g程度であればOKです。少しの量であれば、糖質メインのおやつでも血糖値にそこまで影響を与えません。
・ゆっくりよく噛んで食べましょう。ゆっくりよく噛むことで、満腹中枢を刺激し、DIT（食事誘発性熱産生）が高まります。あごや歯の訓練も兼ねて、噛める固いおやつを選びましょう。

9 コンビニやスーパーでのおやつの選び方

私たちの生活で欠かせないコンビニエンスストアやスーパーマーケットは、食生活にも大きな影響力があります。

手早くお腹を満たすのには便利ですが、健康的な食事内容になるかは別問題です。正しい知識を持って健康面に配慮した買い物をできるようになりましょう。

まず、買うときに慎重になっていただきたいのは、おやつ類です。毎日のように食べている方もいるかもしれませんが、これからはレジに持っていく前に商品の裏の原材料を確認してみてください。

まず、**原材料の中に「植物油脂」「マーガリン」「ショートニング」「ファット**

スプレッド」の記載があったら買い物リストから外してください。

これらは「トランス脂肪酸」という脂質の一種であり、多く摂取すると、悪玉コレステロール（LDL）を増やして、善玉コレステロール（HDL）を減少させ、動脈硬化などによる心臓病のリスクを高めるという報告があります（「植物油脂」の中には、トランス脂肪酸でない脂質もあります）。

次に**「砂糖」**です。原料から不純物を取り除いて結晶化した純粋な砂糖の成分は、ビタミンやミネラルをほとんど含まず、中毒性があったり血糖値を上昇させる働きがあります。多く摂取すると心身の不調の原因になったり、糖尿病や高血圧、脂質異常症などの生活習慣病のリスクが高まると考えられています。

そして**「精製塩」**です。海水や岩塩を精製する際に、カリウムやマグネシウムなどの微量なミネラルを取り除いて、99％を化学物質である塩化ナトリウムが占めています。そのため、精製塩を摂取するとナトリウム過多になり高血圧を招きやすくなります。

こうしたものを頻繁に口にするのはおすすめできませんし、とくに、**「トラン**

ス脂肪酸」「砂糖」「塩化ナトリウム」の3つが重なったおやつは控えたほうがよいでしょう。

さらに、加工食品に必ずと言っていいほど含まれる、「リン」にも注意が必要です。リンは骨をつくる原材料でもあり、重要なミネラルの一つなのですが、近年食品添加物に含まれるリン酸化合物の過剰摂取は骨を弱らせ、骨折につながると問題になっています。

リン酸化合物には、ピロリン酸ナトリウム、ポリリン酸ナトリウム、メタリン酸カリウム、トリポリリン酸ナトリウム、テトラポリリン酸ナトリウム、メタリン酸ナトリウム、ウルトラポリリンなどがあり、「酸味料」「ｐＨ調整剤」「乳化剤」「膨張剤」などにも含まれています。

こうした実情を踏まえて、「コンビニ＆スーパーで買わなくていいおやつ」トップ5をお伝えしますので可能な限り避けてみましょう。

1位は、菓子パンです。

菓子パンは、小麦と植物油脂から作られ、お菓子の要素である砂糖や塩分がさらに加わり、カロリーと塩分が非常に高くなります。中毒性があるので何度も食べたくなってしまうのも困るところです。

2位は、スナック菓子です。

一袋あたりの実質的な量は少ないですが、その割に糖質、脂質、塩分がとても高い食べ物です。高齢の方は、スナック菓子でお腹がいっぱいになり、食べられる食事の量が減ってしまうこともあります。

3位は、カップ麺です。

一見食事の代わりによさそうですが、カロリーは糖質と脂質に偏っていてたんぱく質が摂取できません。さらに塩分も強めでむくみや高血圧のリスクが高まります。

4位は、ジュースです。

ちょっと喉が渇いたからと水分補給や嗜好品として毎日飲んでいる方は、要注意です。500㎖のジュースや炭酸飲料には、30~50gの砂糖が入っていることが多く、空腹時に飲んでしまうと、急激に血糖値が上昇して糖尿病のリスクが上がったり、しばらくして疲労感や倦怠感が生じたりします。

5位は、甘い飲むヨーグルトです。

腸内環境を整える目的で摂取している

■なるべく控えたほうがよいおやつの例

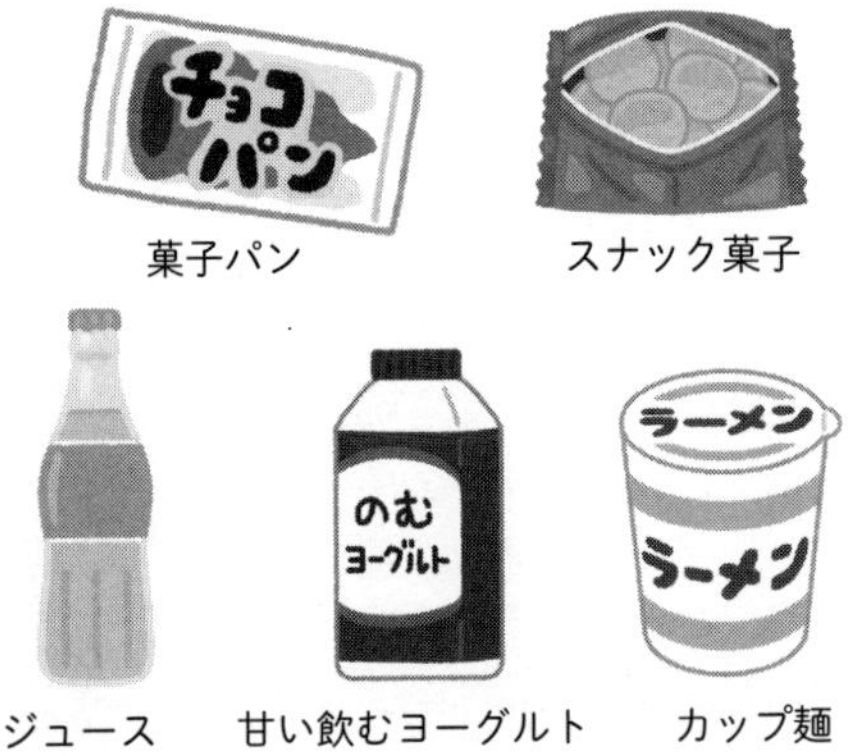
チョコパン
菓子パン
スナック菓子
のむヨーグルト
ラーメン
ジュース
甘い飲むヨーグルト
カップ麺

高齢者も多いと思いますが、砂糖が大量に入っています。原材料表記を見ると、15gくらいの砂糖（つまりスティックシュガー3g×5本分）が入っていることもよくあります。朝一番や空腹時に飲むと、急激に血糖値が上がったり、逆に腸内環境を悪くしたりします。

10 葉物野菜で老化を抑える

「野菜を食べると健康になれる」と、漠然と思っている人はたくさんいます。とはいえ、ひとことで野菜といっても、野菜には根菜《こんさい》類、果菜《かさい》類、葉菜《ようさい》類、緑黄色野菜などさまざまな種類があります。それぞれの野菜にどのような効果が期待できるのか知ったうえで、体づくりや体調管理に役立てていきましょう。

根菜類

土に埋まっている部分を食べる野菜やいも類の総称です。「根」菜と書きますが、根を食べるものばかりでなく、土に埋まっている茎の部分や、根と茎が合わさった担根体《たんこんたい》を食べるものもあります。

・ごぼうやさつまいもは食物繊維が多く、便秘解消におすすめ
・人参はβ《ベータ》カロテンが多く、老化予防におすすめ
・ニンニクは、疲労回復効果が高く、デザイナーズフーズ（アメリカ国立がん研究所が発表したがん予防に有効と考えられる野菜・果物）の頂点の野菜
・大根は、消化酵素が多く、胃腸トラブルの解消におすすめ

果菜類

野菜の果実や種実を食用にする野菜です。
・ピーマンやパプリカは、抗酸化作用が高く老化防止におすすめ
・トマトは、リコピンが多く老化防止におすすめ
・とうもろこしは、食物繊維が多く便秘解消におすすめ
・小豆や大豆、えんどう豆、枝豆などのマメ科の果菜類は高タンパクで食物繊維も多く、枝豆はビタミンCも含有しているのでコラーゲン生成にも役立つ
・きゅうりやゴーヤ、かぼちゃなどのウリ科の果菜類は、カロテノイドが豊富

で老化予防におすすめ

葉菜類

葉の部分を主に食用とする野菜です。葉の他に茎やつぼみを食べる野菜も含まれます。「野菜＝葉っぱ」というイメージは、この葉菜類からきたものです。

・ほうれん草、小松菜、春菊、青梗菜《ちんげんさい》など葉が広がっている葉菜類は、ビタミンAやファイトケミカルが豊富で抗酸化作用があるため、老化防止におすすめ

・キャベツ、レタス、白菜など丸く固まった形状の葉菜類は、食物繊維があり便秘解消におすすめ

緑黄色野菜

「原則として可食部100gあたりカロテン含量が600マイクログラム以上の野菜」という基準が厚生労働省により決められています。粘膜を健康に保ち免疫機能を正常に保つ効果や美肌効果、体の成長を促進させる効果があります。

βカロテンには体内の活性酸素を減らす抗酸化作用があり、体内で必要な分だけビタミンAに変換されます。他にも、ビタミンCやビタミンK・葉酸・ミネラルなどの栄養を豊富に含んでいます。

厚生労働省は、成人で1日350g以上の野菜を摂取することを推奨しており[※1]、その中でも緑黄色野菜の目標摂取量は120g以上としています。しかし、実際の平均摂取量は野菜全体で8割程度、緑黄色野菜は7割程度にとどまっているため[※2]、不足している方は積極的に摂るようにしましょう（※1 厚生労働省「健康日本21（第二次）」成人の目標値。※2 厚生労働省「令和元年国民健康・栄養調査報告」）。

緑黄色野菜に多く含まれるカロテンは脂溶性の成分のため、油で炒めたり、サラダにオリーブオイルをかけるなど、油類と一緒に摂取すると吸収されやすくなります。

なお、たくさんの野菜を食べることが難しいときは、加熱してかさを減らしましょう。温野菜にしたり、汁物に野菜を入れたりすると量を食べやすくなります。

11 むくみ体質を解消する食べ方

むくみが気になる方は多いです。お客様とのカウンセリングの会話でも、特に女性や高齢の方が気にされているポイントです。

むくみとは、体の全体や一部が膨らんで太くなっているような状態のことで、浮腫《ふしゅ》とも言います。一見、太ったのかなとも思いがちですが、肥満とは違います。

膨らんでいる部分を指で数秒押してみて、指を離しても押した部分がへこんだまま元に戻らない場合は「むくんでいる状態」です。

これは全身を循環している体の血液の流れが悪くなり、体の一部分に余分な水分が溜まってしまうことで起こります。水分は重力によって下に溜まりやすいため、いちばん下にある「足（下肢）」はむくみの症状が出やすいのです。

むくみが起こる原因として、いちばん多いのは塩分の摂りすぎです。

また、むくみがひどいときには、「腎臓」や「心臓」、「肝臓」の病気も疑われます。

部分的でなく全身がむくむのが特徴です。単なる塩分過多ととらえずに病気のサインも疑ってください。

さて、塩分の摂りすぎによるむくみは、体内のナトリウム濃度とカリウム濃度が釣り合うことで解消されます（ナトリウムの一般的な体内存在量は体重の約0・15％で、主に食塩として食事から摂取されます）。したがって、塩分を控えるか、カリウムを含む食事を多く摂るか、あるいはその両方を行う必要があります。

塩分を控えるには、まず、加工食品を利用しすぎないことです。加工食品は保存性を高める目的で食塩が多く使われているためです。

また、献立を考えるときは、塩分ゼロのご飯にうす味のおかずを組み合わせるのがベストで、塩分が気になる味噌汁は、わかめや野菜のようなカリウムが豊富な具を使うのがおすすめです。

日本人は塩分を必要量以上に摂りがちであり、普段の生活で不足する心配はほぼありません。男性は1日7・5g未満、女性は1日6・5g未満に抑えることを目標にしましょう（ただし、高温多湿な環境での作業やスポーツなどで大量に汗をかいたり、激しい下痢をしたときなどは、補給してください）。


一方、カリウムは、野菜や芋などの植物性食品や昆布やひじきなどの海藻類など、さまざまな食品に含まれており、仮に摂りすぎても尿中に排泄されるので心配ありません（カリウムの一般的な体内存在量は、体重の約0・2％です）。

ただし、下痢や嘔吐、あるいは利尿剤を長く服用し、カリウム排泄量が増えると、脱力感や食欲不振といった欠乏状態が現れることがあります。

カリウムは、「煮る」調理法によって30％ほど損失してしまいますので、味噌汁やスープなど、煮汁ごと食べられる料理にするとよいでしょう。

男性は1日2500㎎以上、女性は1日2000㎎以上が目安です。

12 便秘をしない食べ方

便秘に悩む方がたくさんいることから、腸活などといったフレーズをよく聞くようになってきました。便秘や排便困難は、高齢の方に多い悩みになっています。

便秘の明確な定義はなく諸説ありますが、3日以上排便がない状態で、1日の便の量が35g以下の場合といわれています。

単なるおなかの不調と軽く考えがちですが、程度によっては日常生活の活動に支障をきたしますので、普段の生活で便秘をしにくい体質になることが大切です。

まず、便のもとは食事です。食べる量が少なければ、便の量が減って大腸への刺激が低下するため、便が大腸に溜まりやすくなります。

ですので、日々の食事量を減らさないためにもまずは朝食をしっかり食べましょう。食が進まないときは1日3回の食事にこだわらず、食べられるときに食べられる量を、少しずつ食べるとよいでしょう。

食事の内容では、腸内の善玉菌を増やし、腸内環境を整えることが便秘予防・対策の鍵です。そのために、キウイやバナナの入ったフルーツヨーグルト、にんじんや大根、ごぼうなどの野菜やきのこ、こんにゃく、海藻がたっぷりのみそ汁は、善玉菌と食物繊維の両方を摂取できるのでおすすめです。

脂肪を極端に制限するのも便秘の原因の一つです。

脂肪は便を軟らかく滑らかにする作用があり、腸内で脂肪酸に変わることで、腸の水分吸収が抑えられるので、便秘になりにくくなります。

脂肪は1gあたり9キロカロリーで、たんぱく質や炭水化物（糖質）の4キロカロリーと比べて倍以上あります。とりすぎは禁物ですが、調理に使う油と調味料（オリーブオイル・ごま油）あわせて1日に大さじ1杯分の油は必要です。

できれば、植物性の油や背の青い魚に含まれる油を摂るようにすると、私たちの身体ではつくりだせない必須脂肪酸を摂取できます。

また、脂質と水分が適度にミックスされている無調整豆乳はおすすめです。


なお、便秘の解決のために便秘薬や下剤を選択する方は多いです。

寝る前に便秘薬を飲んでおけば、朝起きてトイレに座るや否や便が出て快適ですし、お腹のぽっこりも目立ちにくくなります。

しかし、**便秘薬は常用すると効果がなくなってくるため、薬の使用量を増やしたり、より強い薬へとエスカレートしていきます。**他の薬同様、中毒症状が出て便秘薬を飲まなければ排便できない「便秘薬依存症」となってしまうのです。

とくに刺激性の便秘薬は、腸が自然に働かなくなり、腸内に溜まったガスも自然に出せなくなるほどです。腸の動きや腹筋の機能も落ちていってしまうため、安易に便秘薬に頼らずに快便生活を取り戻していただきたいと思います。

column

「噛《か》む力」を維持する食べ方

高齢者にとって咀嚼（噛むこと）にはよい効果があります。筋肉や舌などを意識的・反射的に反応させ、脳や身体に刺激を与えるので、脳の老化を防ぎ運動機能を高めるのです。

また、噛むことで分泌される唾液は、口内の汚れや細菌を洗い流す自浄作用や、細菌の発育を抑える抗菌作用などがありますし、穀物のデンプンも分解します。

しかし、唾液は加齢とともに減少するため、それにともなってお口や胃腸障害のトラブルも増えていきます。

ですので、よく噛まなければならない固いものや、レモンや梅干しなどの酸っぱいもの、昆布に含まれるアルギン酸や納豆のポリグルタミン酸など、唾液の分泌を促進する食べ物を意識して食べることが大事です。

咀嚼を怠ると歯が弱くなり、歯が弱くなると咀嚼ができなくなるという負のサイクルになってしまいますので、日ごろからよく噛んでおいしく食事を楽しみましょう。

第4章

平均寿命を越えても元気な人は何が違うのか

1 少し先の生活を思い描いてみよう

私が医療と介護の現場で病気や寝たきりになった方から最も多く聞いた言葉は、「若いときにもっと健康に注意しておけばよかった」という後悔の言葉でした。後悔の言葉を口にしている多くの方々は、若い時に得た経済力や人脈、知識や経験がほぼ無意味なものになっていました。

私は、健康になることを最終的な目的とするのではなく、健康な状態でどのような人生にしたいかが重要であると考えます。

一度きりの人生を健康で若々しく過ごすことと、体調が悪く病気がちで老化現象を感じながら過ごすことでは、同じ人生でもまったく価値が違います。

前者の人生をおくるためには、今日からでも良い習慣を何か一つ増やし、悪い習慣を何か一つ減らすことが目標となります。

目標は、できたことは継続し、できなかったことは定期的に見直していくようにします。そして自分にあった健康法の情報を収集し、場合によっては専門家にサポートしてもらいながら実践することが大事です。

私がこれまで出会ってきたなかで、平均寿命をこえても生き生きとしている人の多くは、健康維持を意識して、具体的な日々の習慣となる目標を立てて継続していました。明確な目的がある人のほうが、それを実現するために健康習慣を継続しやすいのだと思います。

ですので、生活習慣や食習慣をおそろかにしがちな方は、習慣化する目的を考えてみてください。少し先の未来を豊かに過ごすために自分はどうありたいかということです。たとえば、次のようなものです。

・家族に迷惑をかけず、自分で自分のことができる人生を過ごしたい。

・孫と最後までスキップしながら公園で一緒に遊びたい。
・家族と好きなところへ温泉旅行に行きたい。
・文字がいつまでも読めて、新聞や読書ができる毎日を過ごしたい。
・ラジオやテレビを好きな時に好きなだけ楽しめる毎日を過ごしたい。
・気の合う友達と食事したり、お話ししたりできる毎日を過ごしたい。
・病院通いや薬漬けの毎日にならずに、最期まで住み慣れた自宅で過ごしたい。

今度は、目的を達成するためにどんな目標を実行するか具体的にしてください。

・毎日1万歩以上歩き、ヨガやピラティスを定期的に行う。
・姿勢を正して歩いたり、座ったりし、筋トレを行う。
・規則正しい生活をし、睡眠時間は7時間以上とる。
・3食バランス良い食生活を心がけ、腹八分目を意識する。
・薬に頼らず、質の高いサプリメントで6大栄養のバランスを整える。

・仲間との交流を持ち、趣味を楽しむ。
・野菜や果物を1日350g摂取し、高タンパク低脂肪な食事をする。

未来のことを具体的に考えると、情熱的なエネルギーが湧き、気力が溢れ出てくると思います。毎日メリハリのある生活を楽しんでいきましょう。

②「不健康費」をけずって健康に投資する

正しい食習慣や生活習慣を継続することで健康は維持しやすくなります。

ただ、年齢を重ねると、食べなければならない量を食べきれなくなったり、どうしても運動量が足りないという方もたくさんいらっしゃいます。

そういうときには、健康を保つための商品やサービスを利用するのもよい方法だと思います。

私は、毎月の収入の5〜10%を、予防・健康費用として先に確保することをおすすめしています。予防・健康費用とは、次のような費用です。

・不足の栄養素を効果的に補助するための費用。骨の強化のためのカルシウム、

筋肉強化のためのプロテイン、ダイエットのためのサプリメント、滋養強壮のための漢方など

・運動をして健康になるための費用。トレーニングウェアやシューズ代、ジムに通うための料金など

・ストレス対策のための費用。睡眠改善のための寝具、アロマやリラクゼーショングッズ、趣味にかかるお金など

・病気の早期発見のための費用。健康診断や人間ドック、体組成計や栄養状態を知る予防医学的検査など

なかなかそんなお金は出せないという方は、「不健康費」をけずって捻出しましょう。不健康費とは、身体によくないとわかっていても、毎日のように嗜好品に使ってしまうお金です。コンビニで買うジュースやお菓子、カフェでの飲食、タバコやアルコール、栄養の偏った外食など……。

1日500円なら、1ヶ月で1万5000円、1年で18万円の出費となります。

これを半分でも減らせば、不健康費から予防・健康費にシフトできます。

我慢は必要ですが、そのお金で、さまざまなことに健康投資ができます。


健康に投資する際に注意が必要なのは、商品やサービスの選び方です。

健康や美容における情報やサービスは、日々多種多様化しています。

各分野の専門家がインターネットで情報や動画を配信し、どこにいても世界中のさまざまな情報がほぼ無料で入手できます。

その一方で、昔から信じている情報を長く信じ続けていたり、一部のテレビや広告情報源だけで判断せざるをえない状況の方もいらっしゃいます。

選択肢が多いことは良いことですが、情報やサービスの質にも雲泥の差があります。私が商品やサービスを見極める際のポイントは次の3点です。


まず、有効的な成分がたくさん入っていても、日本で承認されていない海外ラベルの商品は危険です。効果が虚偽である可能性もありますし、衛生面や製造過程にも信用がおけない可能性があるからです。

また、実際に使ってみて、効果はすぐに実感できたものの他のトラブルが起こったり、自然由来で安全をうたっているけど効果が実感できなかったりという場合は、自分には合わないと判断できます。

さらに、効果と安全性に信頼がおけても、高価で生活を圧迫するほどであれば、継続的には使用できないので、別のものを探したほうがよいでしょう。


大事なのは自分で判断基準をもっておくことですが、わからなかったり不安を感じるときは、信頼できる予防の専門家（213ページ参照）にたずねてみるのもよいでしょう。

安易にとびついて、大事なお金を無駄にしてほしくはありません。

自分の「お金」「時間」「身体」を大切に、かつ上手に扱うことが健康になるための鉄則なのです。

③ 何歳になっても「今、これから」を大事にする

すべての人に平等なのが、1年、1年、年を重ねていくということです。年を重ねていくほどに、1年が経つのが早く感じるものですが、10代の1年も30代の1年も50代の1年も70代の1年も同じ1年です。

過去の人生に対して、やり残したことがある方もいるでしょう。

不思議なのは、過去の1年間を貴重なものだったと感じることは多いのに、未来の1年間を大事に計画を立てて過ごすことには関心が薄くなりがちなことです。

若いから素晴らしいのではなく、年齢を重ねてしまったからダメなのではなく、何歳になっても心と身体が健康でさえいれば、好きなことができます。

年齢に関係なく、好きなことができる人生を過ごしている方はとても素敵で輝いています。

私は、人生の大先輩で輝かしい実績や功績を築き上げてきた方、多くの人に愛されてきた方、自分のやりたいことに夢中になってきた方を多く見てきました。しかし、人生の終盤で病気や寝たきりになり、そのことで心が沈んでしまって、過去の輝かしい栄光が嘘のように寂しくなってしまう方もいます。

一方で、「心と身体の健康」を手に入れて、今を一生懸命生きている方もいらっしゃいます。過去の栄光がなくても、健康であり続けて生きている方はとても輝いて見えます。むしろ高齢になって健康でいることこそが、何よりも後悔のない人生になるのかもしれません。

すでに身体の健康を損なっていても、健康な心で生き生きしている方にも出会ってきました。

施設でも、幸せそうに日々を過ごしている方は、食事のときに自分以外の配膳や下膳を手伝ってくれたり、レクレーションのときに準備を手伝ってくれたりと、介護ケアをやってもらうだけではなく、誰かの役に立とうとしている方でした。自発的に誰かの応援をする、誰かの役に立とうとする気持ちが表情を笑顔にして、幸せな感情をつくりだすのだと感じました。

私は、「自分が幸せでなければ、人を幸せにできない」と思っていましたが、与え始めることで幸せを感じ、幸せになれるということを教えていただきました。


私が人生において大切だと思うのは、「心と身体の健康」と「後悔しない人生を送ること」です。何歳であっても、「今これから」好きなことができる人生を過ごしている方はとても素敵で輝いています。

心と身体の健康さえ手に入れていれば、人生は捨てたものではありません。

本書を読んで、今からでも遅くない、今日から健康習慣を実践してみようと思っていただけたらとてもうれしいです。

4 風邪をひいたら免疫力を高めるチャンス

「風邪は万病の元」と昔からよく言われます。生まれてから一度も風邪をひいたことがない人はいないと思います。なかには、年中風邪をひいているような方もいるくらい、身近な病気になっています。

風邪は、単一の病原体による一つの病気ではなく、急性上気道炎という病態を示す「かぜ症候群」であり、ほとんどはさまざまなウイルスによる感染が原因です。多くの場合、数日から一週間程度で自然治癒が期待できます。

ところが、風邪のようなささいな病も、慢性疾患を抱えている方や免疫力が著しく低下している方は、放っておくと別の病気に転じ、悪化させることもあります。

ですので、発熱（医学的に体温が37・5度以上の状態）や大量に汗をかくなどの症状に対してどのように処置したほうがよいかという点では、医師によっても意見が分かれています。

というのは、患者さんはすぐに解熱剤など症状を抑えるための薬を飲みたがる方が多く、一方で発熱は本来身体に備わっている免疫機能が働いている証拠だから、なるべく熱を下げる処置はしないほうがよいという考えの医師も多いからです。

私も、あまりにも症状がつらい場合や高熱で体力が奪われてしまう場合以外は、熱を下げても根本的に病気を治すわけではないので、やみくもに解熱剤を使用するのはおすすめしていません。

すぐにつらい症状が楽になるのは一時的にはありがたいですが、**自己免疫力によって根本から治すほうが長期的には身体が丈夫になりやすいです。**

薬に頼らずに上手に風邪とつきあい、治していくにはコツがあります。

基礎疾患がない方で微熱が出始めたら、まずは体温が上がりきるまで体をしっかり温めます。厚手の服を着込んだり、血管が集まる首や足首、手首などを重点的に温めたり、温かい飲み物を飲むようにしたりして体温を上げていきましょう。

体が温まって寒気がなくなったら、薄着にしたり、布団の枚数を減らすなど体温調節を心がけます。汗をかくと、服が冷えて体温を下げてしまう原因となるので、こまめに拭き取ったり、着替えをしたりしてください。

また発汗と同時に、水分やビタミン、ミネラルも多く失われていきます。**脱水症状にならないよう、こまめな水分補給をしましょう。**

その際、岩塩や海塩などのミネラルや、マルチビタミン剤などのビタミンも同時に補給すると効果的です。

とくに、ビタミンCは、白血球などの免疫細胞の中に含まれており、免疫細胞の機能を活性化するといわれています。免疫細胞が働けば働くほど消費されてしまうため、発熱した際には意識的に摂取しましょう。

具体的には、みかんやレモン、いちご、キウイなどのフルーツのほか、ブロッコリーやほうれん草などを食事に取り入れてください。食事での摂取が難しい場合は、サプリメントなどで1日あたり3000mg程度こまめに摂取してみましょう。

通常の風邪は、免疫のトレーニングになりますし、強制的に休息をとらざるをえないので身体のリセットができます。ネガティブにとらえず、自己免疫力を鍛える機会にしていきましょう。

5 久しぶりの運動は「楽しく歩く」ことから

適度な運動が心身に良いことは、多くの方が理解しています。体を動かすことで血流が良くなり、筋力が維持され、脳機能も改善すると言われています。

しかしながら、高齢になると運動が逆効果になることもあるので注意が必要です。

急に思い立って、スポーツジムに通い始めたり、自己流で筋肉トレーニングをやってみたり、昔やっていた球技やマラソンに取り組んでみたりしても、力や体力がある若いときのようにはいきません。

体への負荷がかかりすぎて、ひどい場合はけがにつながることもありますし、思ったように体が動かずに精神的にショックを受ける人もいます。

そこで、これまで身体をあまり動かしてこなかった高齢の方が「初めて、もしくは久しぶりに再開する運動」でもっともおすすめなのは、「ウォーキング(散歩)」です。

まずは気が向いたときに楽しく歩くことから始めてみましょう。

普段感じられない、青い空や白い雲、木々の緑を眺めてみましょう。そして、風の音や小鳥のさえずりに耳を傾けてみましょう。

そして、慣れてきたら、次の5つのポイントを意識してみてください。

①正しい姿勢で歩く

背中をまっすぐに保ち、耳・肩・腰・骨盤を結んだラインが横から見て一直線になる姿勢が理想です。上から糸で頭を引っ張られているようなイメージを意識しましょう。

②最初はゆっくりとしたスピードで歩き始める

いつもより速いスピードで歩くと効果的ですが、日ごろ運動していない方が慣れないスピードで歩くと、転倒やけがの原因になるので、呼吸が乱れない程度のゆっくりとしたスピードを意識しましょう。

③体重移動を意識する

かかとから地面を踏み、足親指の付け根で地面を押し出すような足の運びを意識しましょう。

④視線は前方に、腕は軽く振る

リズム感を出すために、腕は軽く振ります。視線は15メートル先をまっすぐ見るようにします。

⑤呼吸にも気をつける

有酸素運動であるウォーキングは、しっかり深い呼吸をすることで効果が上がります。深い呼吸は、副交感神経を低下させないので、末梢まで十分な酸素と栄養素を送り込みながら運動することができます。

筋肉量の減少や筋力低下、身体機能の低下をもたらすサルコペニアは、加齢にともなって増加傾向にあり、フレイルの大きな要因となります。

活動量や歩数が少ない人で発症が多いといわれており、その予防には女性の場合1日7000歩（そのうち速歩きを15分以上）、男性の場合8000歩（そのうち速歩きを20分以上）が必要という報告があります。

ポイントを押さえた歩き方がベストですが、心地よさを感じていれば、十分に歩くことの効果が出ています。

6 誰かといっしょに新しいことを学ぶ

仕事をリタイアして自由な時間を手にすると、歴史、語学、文学、絵画など、改めて学びを深める方が多いです。

独学でコツコツ学習を進めていくのは楽しいものですが、できれば、**誰かと一緒に勉強したり、実技をしたり、人に教える活動をおこなうのがおすすめです。**

そうすれば、学習効果が高まり、さらに認知症の予防にも効果があるためです。

講義を受けたり、読書をしたり、パソコンやテレビで視聴学習をしたり、誰かの実演を見たりする場合、学習定着率は30％程度と言われています。

一方、グループで討論をしたり、学習した内容を実践（練習）したり、学習した内容を他人に教えたりした場合は、90％近くまで学習定着率が上がると言われています。自らが積極的に参加するという能動的スタイルや人とのコミュニケーションがあるほうが、より意欲を高めることにつながりやすいのです。

また、**日ごろから自分の得意なことを他人に教えている高齢者は、幸福度が高いという研究結果も出ています。**人に教えることで、「すごいですね」と認められたり、「ありがとう」と喜んでもらったりする機会が多くなるためです。

身体的に誰かの手助けがないと生活できなくなってしまうと、「ひとりでできるはずのことができない」「人に迷惑をかけているかもしれない」という無力感や喪失感があり、「自分が情けない」「生きている価値がない」と感じやすくなります。

しかし、新しいことを学び、得意になって、人に教え、感謝や尊敬されれば、自己肯定感が高まり、幸せを感じることができるのです。

何歳の人でも、何かを知りたい、学びたいという知識欲は無限大にあります。

高齢でも、生き生きしている政治家や芸能人、教育者、講演家などは、最後まで自分らしく、生きている気がします。

「自分らしく」は人の数だけありますが、共通点は、誰かにやらされているのではなく、自分自身が信じたものを、好きな時に、好きなだけ、実践していることだと思います。

⑦ 未来の楽しみを増やすためにお金を使う

貯金が大好きな日本人は、死ぬ瞬間が一番お金持ちになると言われています。

今の日本人は死ぬ間際は病気や寝たきりになって、不自由な身体でたくさん持っている財産を好きなことに使えずに亡くなっていく人が多いということです。

しかし、お金はあの世には持って行けません。

人生の最期まで、健康な心身で、自分が生涯貯めてきた財産を好きなことに使って、死ぬ瞬間に、ああ、いい人生だったなあと心から言いたくないですか。

「消費」とは、現在の欲求を満足させるためと、最低限に必要なことにお金を使うことです。これだと、今の生活にあまり楽しみが増えません。

そうではなく、**必要ではなくても、「いつかやってみたかったこと」にお金を使ってみてはどうでしょう。**

以前、老後を健康で楽しんでいる方に、後悔しないようにお金を使うには、「人生においてこれだけは実現したいこと」を明確にすると良いとうかがいました。

たとえば、マイホームを建てたいとか、47都道府県を旅したいとか、孫の行きたい場所に連れて行ってあげたいとか、どうしても欲しい着物を買って着こなしたいとか、名門ゴルフコースをラウンドしたいとか、世界一周旅行をしたいとか、高級スポーツカーに乗ってみたいとか。

もちろん必ずしも大金を使う必要はないので、無理のない範囲で、今までやってみたかったことにお金を使ってみると、生活に楽しみが増えます。

これは、「消費」とは異なり、未来につながる「投資」的なお金の使い方です。

お金を何に使うかは人それぞれですが、ここでは私が良いと思っている投資的な使い方も3つお伝えします。

①健康管理を意識した食材

やりたいことをやるにためは、健康な心身が必要です。体に良い食材や調味料を選び、普段の食事に気を使うことは価値の高いお金の使い方といえるでしょう。

②自分磨きや好きなことへの勉強

好奇心や勉強は、脳の活性化にもつながり認知症予防にも効果的です。継続することで将来的な励みになります。

③人間関係

生涯のパートナーや親友が1人でもいることは、残りの人生に安心と精神的安定をもたらします。人付き合いを大切にして、自分以外にもお金を使うことで、お互いを気にかけ合える良好な関係を維持しやすくなります。自分も周りの人も楽しい人生になるように、上手にお金を使っていくとよいでしょう。

8 愛している人に愛していると伝える

私が老人ホームを経営していたころ、不思議に思った経験があります。

それは、ご夫婦で施設に入居したお二人が、同部屋を希望する場合と、あえて別々のフロアを希望する場合があったことです。

それぞれが長い夫婦生活を送ってきて、いろいろな思いや関係性があるのでしょう。別々のフロアのご夫婦がそれぞれ、別の異性の方と仲良くなって、周囲に微笑ましく見守られていることもあれば、なかにはトラブルが起こることもありました。

人はいくつになっても男と女であって、恋愛感情も生涯、色あせることなく起こるのです。**誰かと一緒にいたい気持ちや誰かを好きだと思う気持ちは、脳の活**

性化を促し、意欲の向上につながります。そのため、異性に胸をときめかせている人たちは、若々しく生き生きとしていました。

女性が恋をすると綺麗になったり、男性が恋をするとかっこよくなったりするのは、偶然ではありません。恋愛という出来事によって、ドーパミンやオキシトシンという脳内物質が分泌され、幸福感が得られたり、血流がよくなり、全身の細胞に酸素と栄養が送り込まれ、心と体のパフォーマンスが向上しているのです。

ここで、恋愛がもたらした素晴らしい効果を紹介させていただきましょう。

・意欲が向上し認知症が改善したAさん

認知症が少しずつ進んできたAさん（80代女性）は、何もかもやる気がなくなり、行動意欲の低下が見られるようになっていました。施設ではレクリエーションやAさんの好きな食事を提供するなどの工夫をしましたが、改善の兆しは見られません。

ところが、Bさん（70代男性）が入居してきたころから、変化が見られるようになってきました。入浴や着替えを積極的にするようになり、食欲もわき、会話も積極的になりました。AさんはBさんに一目惚れをしたらしく、心と体のパフォーマンスが明らかに向上したのです。

Bさんと話しているAさんの表情は、明るく笑顔で、会話も弾み、いつしか認知症の症状は目立たなくなっていました。

・友人を失ったショックから立ち直ったCさん

大切な友人を亡くして、精神的なショックから部屋に引きこもるようになったCさん（80代女性）がいました。スタッフが声をかけ、気分転換にとレクリエーションや散歩にお誘いしても、なかなか部屋から出てくれません。

そんなとき、以前からCさんに好意を寄せていたDさん(80代男性)が心配して、食事の時にCさんのそばに行っては積極的に話しかけました。Dさんは前向きな性格なこともあり、Cさんに「一緒に食事ができて嬉しい」「一緒にいると楽しい」「笑顔が大好きだよ」「出会えて幸せだなあ」と毎日声をかけていました。

最初は心を閉ざしていたCさんですが、徐々にほぐれてきて、数週間後にはすっかり元気を取り戻しました。

高齢になると感情に素直になって、良くも悪くも、思っている気持ちをストレートに言葉に出す方が増えてきます。「ありがとう」「嬉しい」「楽しい」「大好き」「愛している」「幸せ」などです。

どの言葉も、プラスのエネルギーがあり、言ったほうも言われたほうも心身に染み渡り、若さと健康の泉が湧き上がるのです。

普段から言い慣れない方は「大好き」や「愛している」と伝えるのに抵抗があるかもしれませんが、愛している人に「愛している」と言うことは、最高レベルのパワーがあります。

なかなか言えない場合は、「ありがとう」からでも言うようにしてみてください。

きっと、お互いの心と体に良い変化が現れるでしょう。

第5章

健康不安を相談できる場所を持とう

①通院しやすい場所に「かかりつけ医」を持つ

私が運営する日本予防医学マイスター協会のミッションは、「日本の死因の第一位を老衰死にする」です。

日本人が、自分の人生を夢と希望を持って生き生きと過ごし、病気や寝たきりにならずに最後まで自分の足で歩き、自宅で誰の迷惑もかけずに自立した生活を送り寿命をまっとうすることができたら、どんなに素晴らしい社会になるのだろうか。

この理想的な社会を、私は、夢ではなく可能なことだと考えています。

ここ数年は、地域に密着して人々の健康を支えている**「かかりつけ医」**という存在が注目され始めています。

かかりつけ医とは、厚生労働省のホームページでは、「健康に関することをなんでも相談できて」、「最新の医療情報を熟知し」、「必要な時には専門医、専門医療機関を紹介してくれ」、「身近で頼りになる地域医療、保健、福祉を担う」、「総合的な能力を有する医師」とされています。

患者さんが普段主に利用するクリニックや診療所を決めておくと、医師も患者さんのことを把握しやすいですし、高齢になると専門的治療を要しないさまざまな不定愁訴や軽微な症状、また複数の慢性疾患を抱えることはめずらしくありませんので、一ヶ所で診てもらえるのは非常に便利です。

加えて、風邪の症状で地元の病院を訪れた場合など、入院が必要な場合にのみ専門病院へ取り次ぎ、そうでない場合は診療所レベルでの治療で対処するというようなことをおこなってくれます。

このように、地域かかりつけ医が予防から在宅看取りまで普段から何でも診てくれて、時には直接治療には及ばないような相談にも乗ってくれる総合的な医療のことを「プライマリーケア」と呼び、日本では、個人開業医や小児科医がその役目を果たしていることが多いです。

同様に地域の医療を担うという意味では、**「かかりつけ薬剤師」**も増えています。日本薬剤師会のホームページによると、「ひとりの薬剤師がひとりの患者さんの服薬状況を一カ所の薬局でまとめて管理し、かつ、それを継続して行う」「24時間対応を行ったり、患者さんの自宅にお伺いし在宅医療を行う」「処方医や医療機関と連携する」といった機能があります。

高齢になると、薬を何種類も飲んでいたり、外出が難しくなる方も多いので、助かることも多いでしょう。

ただし、かかりつけ医やかかりつけ薬剤師は、地域医療の担い手としての役割を期待されている反面、その大部分が医療保険が適用される範囲内での活動に留まっている現状があります。

つまり、すでに病気になっている方への対応が中心であるということです。

②
不調が長引くときは「予防の専門家」を頼る

そこで、私が必要を感じているのが「予防」を担う医療従事者です。

私はそうした存在を「予防の専門家」と呼んでいます。

私は病院でも介護施設でも、病気や寝たきりの方であふれている実態を目《ま》の当たりにしてきたことから、最初から大病したり寝たきりになったりしないようにできないものかとつねに考えてきました。

もちろん、そんなことは医療従事者なら誰でも考えることだと思いますが、まだ病気になっていない「予備軍」の方の不健康を改善していくことは、病院としての第一の役割ではなく、なかなかできることではありません。

明確に病気といえる水準に達していなくても、よくない食生活や生活習慣によって体調不良が起これば、年齢が高くなるほど大きな病気に発展しやすくなります。そして、一度大きな病気になってしまうと、健康を取り戻すのは大変です。だからこそ、従来の治療に特化した医師や薬剤師に加えて、「予防の専門家」という存在が必要なのです。

じつのところ、私自身もそうした「予防」を啓蒙している薬剤師のひとりであり、クリニックでは、病気とは言えないものの不調を抱える方々の「体質改善」につとめています。

これは治療ではないので薬は使いません。不調を薬で一時的に抑えるのではなく、根本から不調の原因をなくしてしまうことがゴールです。

便秘などの不定愁訴や肥満などの生活習慣病につながるような未病《みびょう》、花粉症のようなアレルギーにいたるまで、体質改善で多くのことが解決できます。

本書で述べてきたさまざまな知識も、クリニックで指導している体質改善や健康維持のメソッドに含まれているものですので、このごろ身体が弱っている、衰えていると感じたら、ぜひ、本書の内容を実践していただければと思います。
また、不調の長期化や重度の肥満、一人ではつづけられないなどという方は、私のクリニックも含め、「予防の専門家」を訪れることをおすすめします。

身体の状態によっては改善に時間がかかることもありますし、プロの指導を受けながら着実に体質を改善したほうが投薬よりも安全なこともあります。

また、すでに病気を抱えている方も、体質が変わることで今飲んでいる薬を減らしたり、なくしていくことが可能なこともあります。

たとえば前述のとおり、血圧を下げたり、コレステロールを減らしたり、血糖値を下げたりする薬も、必ず飲み続けないといけないものではありません。

もちろん、すでに治らない病気や寝たきりになってしまっている方もたくさんいらっしゃいます。高齢になると認知症を発症したり、身体的介護が必要になったり、がんの終末期のように、医療だけでは支えきれない状態のことも珍しくありません。

「予防の専門家」は、そのような患者さんの不安に寄り添う存在となり、その方の健康面での不安をやわらげる提案もしていきます。

肺がんを手術した専門医は、肺がんの治療が終了すれば基本的にはそれから先は患者さんに関わりません。しかし**患者さんにとって、病気の種類や期間を越えて生涯付き添ってもらえる「予防の専門家」が身近にいることは、非常に安心で有益です。**

医療とは、検査からの投薬だけをいうのではありません。

とくに高齢者にとって、医療の専門家が予防の側面からもカウンセリングに時間をかけ、心身をケアすることは、質の高い医療です。

今は、**「生活の質を高めたい」「老後の健康が不安」**といった理由から、身体を根本から健康にしたいというニーズが高まっています。

ですから、私は、かかりつけ医も、かかりつけ薬剤師も、それぞれの地域において、人々の病気や寝たきりを防ぐ「予防の専門家」になり得ると考えています。

医療の専門家としての知見を、すでに病気になった方の治療だけでなく、将来的に人々の健康を害する不安をなくすために役立てることで、大病する人や寝たきりになる人を減らしていけたら、素晴らしいことだと思います。

今後は、それぞれの地域で「予防の専門家」と住民の距離が縮んで、健康寿命を伸ばしていくことが期待されます。

そして、一人ひとりが、正しい食生活、生活習慣を身につけ、安心して老後を迎えられるようになるのです。

おわりに

加齢によって機能が低下しても、人間の身体は長く生きよう、健康な状態になろうとしています。

末期がんの患者さんも、寝たきりで体を動かせない方も、1日でも長く生きようと身体は機能します。骨折した骨も、骨形成をしようと頑張ります。

身体は死ぬ直前まで、各臓器、すべての細胞が自己治癒力、自己免疫力を最大限発揮して生きようとしてくれているのです。

あなたが80歳であろうと90歳であろうと、今日の状態が余命を宣告されるような状態ではなく、本書の内容に共感していただけるようであれば、病気や寝たきりにならないチャンスは大いにあります。

未来の自分から見たら、今の自分はかなり若いということです。

私はかつて、「薬剤師として医療の現場で薬の服薬が患者を救う」「介護施設の園長として、介護施設を増やし、多くの寝たきり高齢者に介護サービスを提供することが高齢者を救う」と信じていました。

しかし、実際に医療現場で働いていると、それは小さい思考の中の一部の理想にすぎず、「そもそも病気にならない」ことがどれほど幸せなことかに気付かされます。

人生の最期を、何年も病気や寝たきりで過ごすつらさは、ご本人にとっても周囲の方にとっても「年をとっているから仕方ない」とあきらめがつくほど軽いものではないからです。

それに、いったん大きな病気になってしまえばその治療は長くお医者さんの領分になりますが、健康の維持や不定愁訴の改善には、すぐにでも自分で取り組むことができます。自分の人生を自分でコントロールできることは、後悔のない人生をおくるうえで最も大切なことです。

最期まで健康で、死ぬ間際にガッツポーズで、「自分の人生は最高に幸せだった」と言いたい。これは私の夢の一つです。

そして、自分の家族、弊社のスタッフ、当協会のスタッフ、当協会の受講生、今までのお客様、友人、関わってくださった方、そして本書を読んでいただいた皆様にも、生涯現役で同じセリフをいってほしい。これも、私の夢の一つです。

私の関連するクリニックや健康サービス提供施設には、大勢のお客様がおみえになり、ご高齢の方もたくさんいらっしゃいます。

その9割以上が、体質改善によって健康を取り戻されており、「不定愁訴は体質改善によって解決できる」ことの証明となっています。

「予防医学は価値ある生き方」を合言葉に予防医学を広げていった結果、健康なまま最期を迎える老衰死の方の人数が、がんで亡くなる方の人数を超える日がきたら、これほど素晴らしいことはありません。

このことを18年間思い続け、伝え続け、今日現在、本書を世に届けることができたことは感無量です。

出版までに関わっていただいたサプリプロラボ株式会社の曽我浩行社長、フロンティアコンサルティングの萩原さん藤戸さん、すばる舎の中野さんに心より感謝の意を表します。

最後に、本書を最後まで読んでくださりありがとうございました。

読者の皆様におかれましては、どうかお身体をご自愛くださいますようお祈り申し上げます。そして、健康で長生きされ、幸せな人生を過ごされることを心から願っております。

〈著者紹介〉

坂田武士（さかた・たけし）

一般社団法人日本予防医学マイスター協会代表理事。一般社団法人予防医学トレーナー協会代表理事。株式会社サムライフ代表取締役。薬剤師。予防医学マイスター®、予防医学士®、オプティマムファスティングコーディネーター、スポーツファーマシスト。

昭和大学薬学部薬学科を卒業後、国家資格薬剤師免許を取得。大手製薬会社に6年勤務後、特別養護老人ホームの施設長を4年間勤める。医療、介護の現場に10年携わる中で予防医学やエイジングケアの重要性を感じ、2006年に独立。2009年に株式会社サムライフを設立。2019年に一般社団法人日本予防医学マイスター協会を設立し、全国で予防医学の資格認定を発行している。

個人・法人のお客さまに対して独自のオーダーメイドカウンセリングを提供。予防医学的検査から、病気や不定愁訴の原因を追求し、効果的な対策と具体的な実践の提案、継続的なフォローにより、薬を勧めない薬剤師として病気や寝たきりにならない生き方を推奨している。

筋肉を維持して脂肪だけを落とす「オプティマムファスティング®」は、健康・美容業界のプロの間で口コミで広がり、便秘外来や整形外科のクリニックやエステサロン、プロスポーツ選手などにも取り入れられている。

予防医学は価値ある生き方の啓蒙、日本の死因の第一位を老衰死にするためにセミナー講師としても全国で講演活動中。

予防医学カウンセリング2万名以上、セミナー受講生5万名以上。著書に『4日間で脂肪だけをキレイに落とす本』（学研プラス）など。

一般社団法人日本予防医学マイスター協会　https://jpma.life/
株式会社サムライフ　https://somelife.co.jp/

薬をすすめない薬剤師が教える 脱・薬健康法

2023年6月8日　　第1刷発行

著　者——坂田武士

発行者——徳留慶太郎

発行所——株式会社すばる舎

東京都豊島区東池袋3-9-7 東池袋織本ビル　〒170-0013

TEL　03-3981-8651（代表）　03-3981-0767（営業部）

https://www.subarusya.jp/

印　刷——ベクトル印刷株式会社

落丁・乱丁本はお取り替えいたします

ISBN978-4-7991-1125-3